Kohlhammer

Michael Ermann

Psychoanalyse in den Jahren nach Freud

Entwicklungen 1940–1975

Verlag W. Kohlhammer

Dieses Buch stellt eine grundlegend überarbeitete und erweiterte Fassung der Vorlesungen dar, die der Autor zum gleichen Thema im Rahmen der Lindauer Psychotherapiewochen 2008 gehalten hat. Unter www.auditorium-netzwerk.de ist eine Übersicht aller Aufnahmen der Lindauer Psychotherapiewochen einzusehen, die unter info@auditorium-netzwerk.de angefordert werden kann.

1. Auflage 2009

Gesamtherstellung:
W. Kohlhammer GmbH + Co. KG, Stuttgart
Printed in Germany

ISBN 978-3-17-020678-6

Anlässlich meiner Emeritierung als Professor
meinen Mitarbeiterinnen und Mitarbeitern
gewidmet,
die meinen Berufsweg an der Universität begleitet haben.

Inhalt

Vorwort

Freuds Tod im Londoner Exil markiert den Endpunkt der Psychoanalyse als große aufklärerische und zugleich therapeutisch innovative Botschaft in Mitteleuropa in der ersten Hälfte des 20. Jahrhunderts. Mit der Diskriminierung durch den Nationalsozialismus ging eine Epoche zu Ende. Die USA, London und Paris entwickelten sich zu den neuen Zentren. Von dort gingen Entwicklungen aus, die den „klassischen Freud" grundsätzlich erneuerten. Das Ergebnis waren eine Emanzipation gegenüber dem Gründer und eine Vielfalt von Theorien, Konzepten und therapeutischer Praxis, welche die Psychoanalyse zu einer mündigen Wissenschaft heranreifen ließen.

In diesem Buch werde ich die Entwicklungen bis etwa 1975 nachzeichnen. Es beruht auf der Vorlesung „Psychoanalyse nach Freud" bei den Lindauer Psychotherapiewochen 2008. Diese knüpfte an die Vorlesung „150 Jahre Freud" an, mit der ich im Jahre 2006 Freuds 150. Geburtstag gewürdigt habe und die in dem Band „Freud und die Psychoanalyse"[1] nachzulesen ist.

Manche meiner Hörer haben die Bearbeitung der Manuskripte mit Diskussionsbemerkungen und Zuschriften bereichert. Ihnen und den Förderern von Seiten meines Verlages, insbesondere Herrn Dr. Poensgen, und meinen Helfern gilt mein herzlicher Dank.

München, im Sommer 2008 *Michael Ermann*

1 Ermann M (2008) Freud und die Psychoanalyse. Kohlhammer, Stuttgart

1. Vorlesung
Freuds Erbschaft und die Folgen

Psychoanalyse nach 1939

Als Freud im Juni 1938 von Wien ins Exil nach London übersiedelte, stand Mitteleuropa in einem ungeheuerlichen Prozess des moralischen und kulturellen Zusammenbruchs, dem auch die Psychoanalyse zum Opfer fiel. Freud hatte Wien zum Zentrum der Psychoanalyse gemacht. Mit seiner Emigration war ihr Untergang in ihrem bisherigen Kerngebiet, dem deutschsprachigen Mitteleuropa, auch äußerlich besiegelt.

Die meisten deutschsprachigen Analytiker jüdischer Abkunft hatten das damalige Reichsgebiet schon vor Freud verlassen. Im Deutschen Reich blieben nicht jüdische Analytiker zurück, die sich mehr oder weniger willig mit dem NS-Regime arrangierten. Psychoanalytische Arbeit im Sinne von Freuds Lehre gab es bis in die Nachkriegsjahre hinein in Deutschland und Österreich praktisch nicht mehr.

Freuds Tod wenige Tage vor dem Beginn des Zweiten Weltkrieges im September 1939 in London setzte einer Epoche ein Ende. Es war die Epoche der Entstehung und Etablierung der Psychoanalyse als Wissenschaft und als wissenschaftspolitische Bewegung, vor allem im deutschsprachigen Raum.

Mit der Verschiebung der geografischen Mitte der Psychoanalyse begannen neue Entwicklungen. Dabei spielte eine Rolle, dass die Zentrierung auf Freud als Person mit einem hohen Machtanspruch nach seinem Tod zu verblassen begann. In den USA, in England und in Frankreich gingen die Entwicklungen zunehmend eigene Wege. So entstand in der zweiten Hälfte des 20. Jahrhunderts eine Diversifizierung der psychoanalytischen Theorie und Praxis. Die Psychoanalyse entwickelte sich von einer Einheitswissenschaft unter der Führung der Libidotheorie zu einem Pluralismus, in dem verschiedene Strömungen mehr oder weniger unverbunden nebeneinander bestan-

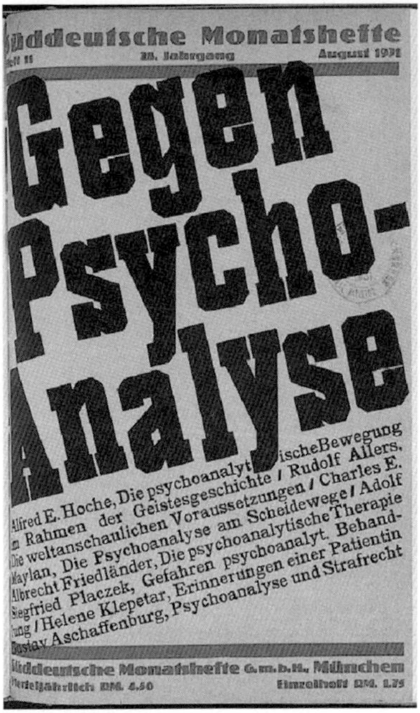

Abb. 1: „Gegen Psychoanalyse", Sonderheft der Süddeutschen Monatshefte 1931: „Die Freudsche These widerspricht allen Tatsachen."

den. Wallerstein[2], ein Präsident der Internationalen Psychoanalytischen Vereinigung, sprach daher nicht mehr von *einer* Psychoanalyse, sondern als Ergebnis dieser Entwicklung von *mehreren*.

In dieser Vorlesung werden drei Tendenzen deutlich werden:

1. Das Indikationsspektrum der psychoanalytischen Behandlungen wurde ab 1940 immer breiter. Es entstand ein zunehmendes Interesse an der Behandlung von schweren Pathologien und Ich-Störungen, die nun in Abhebung von Freud als „frühe" oder „präödipale" Störungen bezeichnet wurden. Diese Erweiterung ließ sich durch Freuds Trieb- und Konflikttheorie und die darauf bezogene Behandlungstechnik nicht mehr abdecken. Neue Konzepte wurden erforderlich.
   Heute fassen wir diese Störungen als Strukturpathologie zusammen und stellen sie der klassischen Freud'schen Konfliktpathologie gegenüber. Die Entwicklung in den nachfolgenden Jahrzehn-

2 Wallerstein RS (1992) The common ground of psychoanalysis. Jason Aronson, Northvale

ten ist vornehmlich als eine Antwort der Psychoanalyse auf die Herausforderungen der Strukturpathologie zu verstehen.

2. In den verschiedenen neuen Zentren entstanden unterschiedliche regionale Lösungen für die neuen theoretischen und behandlungstechnischen Fragen:
   - In den USA, wo die Psychoanalyse sich nach 1940 rasch ausbreitete und im klinisch-psychiatrischen Bereich ein starkes Gewicht erhielt, entwickelte sich die Ich-Psychologie zur führenden Richtung.[3] Außerdem entstanden hier die neopsychoanalytischen Kulturschulen, die sich als Alternative zur Freud'schen Libidotheorie verstanden.
   - In England entstand neben der Weiterentwicklung der Positionen Freuds die Objektbeziehungstheorie. Zwischen den kontroversen Richtungen gediehen die kreativsten Beiträge zum Verständnis der Strukturpathologie mit den Konzepten der Londoner Mittelgruppe der „Unabhängigen".
   - Frankreich ging ganz eigene Wege. Hier entstand neben der Freud'schen Tradition ein Versuch, die Psychoanalyse unter sprachanalytischen Aspekten neu zu interpretieren. Dieser Ansatz stand unter dem Motto „Zurück zu Freud" und erschloss ein ganz neues Verständnis des Unbewussten. Er wurde zur dominierenden Richtung in Frankreich und Lateinamerika.

3. In den mitteleuropäischen Ländern, die mit Ausnahme der Schweiz durch den Zweiten Weltkrieg und den Nationalsozialismus von den internationalen Strömungen abgeschnitten waren, nahm die Psychoanalyse nach dem Krieg ganz eigene Entwicklungen.
   - In der Schweiz hatte schon zu Freuds Zeiten die Schule von C. G. Jung dominiert. Sie entwickelte sich auch später als vorherrschende Richtung weiter. Daneben entwickelte sich auch die Daseinsanalyse weiter, die in den 1920er Jahren in Anschluss an Ludwig Binswanger entstanden war. Außerdem entstand hier neben einer Freudianischen, relativ konservativen Entwicklung mit der Ethnopsychoanalyse, inspiriert von Paul Parin, eine eigenständige Neuerung.
   - In Österreich versuchte man, an die Tradition der klassischen Psychoanalyse Freuds anzuschließen. Mit dem sozialanalyti-

3 Die Weiterentwicklung in Richtung Narzissmustheorie und Selbst-Psychologie soll Gegenstand einer späteren Vorlesung sein.

schen Ansatz von Igor Caruso entstand daneben eine bedeutende neopsychoanalytische Strömung.
- Die Entwicklung in der Bundesrepublik Deutschland war lange durch eine gruppendynamisch begründete Spaltung zwischen der klassischen psychoanalytischen Tradition und der Neopsychoanalyse Schultz-Henckes bestimmt. Erst in den 1970er Jahren lockerte sich die Polarisierung zwischen den beiden dominierenden Lagern.
- Unter dem Sozialismus in der DDR schließlich hatte die Psychoanalyse kaum eine Chance. Dort entstand die „dynamisch intendierte Psychotherapie", die vor allem in Gruppen Anwendung fand. Sie nahm offiziell auf psychoanalytische Konzepte kaum Bezug. Erst kurz vor der politischen Wende von 1989 wurde eine gewisse Rückbesinnung auf Freud und die Psychoanalyse wieder toleriert.

Freuds Erbe

Als Freud 1939 starb, hinterließ er ein überwältigendes Werk.[4] Es hat drei Schwerpunkte, die miteinander in enger Beziehung stehen:

- die Theorie der Psyche im Sinne der Normalpsychologie und der Psychopathologie,
- die Psychotherapie
- und die psychoanalytische Sozial- und Kulturtheorie.

Psychoanalytische Theorie

Freuds psychoanalytische Theorie steht unter der Leitidee des Unbewussten. Danach können die bewussten Phänomene im Erleben und Verhalten unbewusste Bedeutungen haben und durch unbewusste Motive, Prozesse und Mechanismen gesteuert werden.

Die Theorie des Unbewussten hat in Freuds Werk zwei Versionen, eine frühe vor 1915 und eine späte in den Jahren danach. Die frühe

4 Ich kann hier nur die wichtigsten Entwicklungslinien hervorheben und verweise auf meine schon erwähnte Vorlesung „Freud und die Psychoanalyse".

Version entstand ab etwa 1895 und ist in Freuds berühmtem Opus magnum „Die Traumdeutung"[5] enthalten, die 1899 unter dem Datum 1900 erschien. Im siebten Kapitel dieses Buches legte Freud die erste in sich geschlossene Theorie des Unbewussten vor.

Er beschreibt dort in Anlehnung an das physikalisch-physiologische Denken des 19. Jahrhunderts die Seele als einen psychischen Apparat, der durch Energien gesteuert wird. Diese Energien nennt er Libido. Sie stammen aus Trieben, die im Wesentlichen eine biologische Grundlage haben.

Der bedeutendste Teil der psychischen Prozesse ereignet sich in einem Bereich der Seele, der dem bewussten Erleben nicht zugänglich ist und den Freud das Unbewusste (das System Unbewusst) nannte. Diesem Bereich stehen die Vorgänge im Bewussten gegenüber. Dazwischen nahm er einen Übergangsbereich an, den er das Vorbewusste nannte. Diese drei Begriffe, das Unbewusste, das Vorbewusste und das Bewusste, markieren die Orte – *topos* – seelischer Prozesse. Freud sprach daher vom topischen Modell der Psyche.

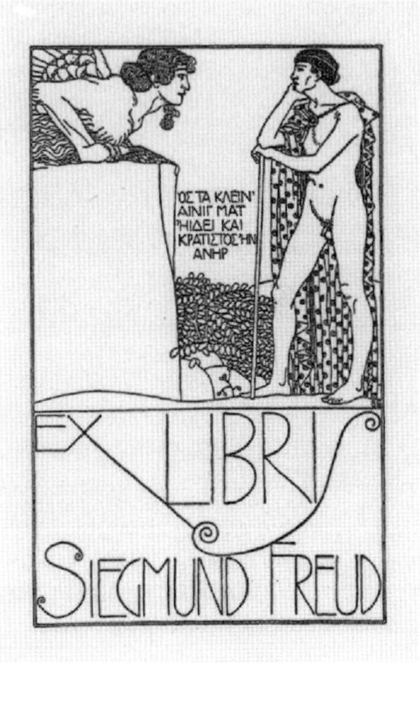
'ΟΣ ΤΑ ΚΛΕΙΝ'
ΑΙΝΙΓ ΜΑΤ
'ΗΙΔΕΙ ΚΑΙ
ΚΡΑΤΙΣΤΟΣ 'ΗΝ
ΑΝΗΡ
EX LIBRIS
SIEGMUND FREUD

Abb. 2: Ex Libris für Freud von Luigi Kasimir (1881–1962), dem bedeutenden österreichischen Grafiker, mit der Inschrift „Der das berühmte Rätsel löste, dem Herausragendsten unter den Menschen".[6]

5 Austrian National Library, Vienna (83)

6 Freud S (1900) Die Traumdeutung. GW (Gesammelte Werke, Fischer, Frankfurt a. M. ab 1960) Bd. 2/3

Eingehend beschrieb er die Regulationsmechanismen, die diese Prozesse steuern. Danach wird das Unbewusste von einer eigentümlichen Unlogik beherrscht, die er als Primärprozess bezeichnete und die eine Vermeidung von Unlust anstrebt. Er nannte dieses Regulationsprinzip das Lustprinzip. Hingegen unterliegen die Prozesse im Bewussten der Alltagslogik, dem sog. Sekundärprozess. Er ist an der äußeren Realität orientiert und wird daher als Realitätsprinzip bezeichnet.

Das Unbewusste wird durch die Verdrängung vom Vorbewussten und Bewussten getrennt gehalten. Sie stellt also eine Bewusstseinsschranke dar. Freud nahm an, dass die Inhalte des Unterbewusstseins, also unbewusste Vorstellungen und Phantasien, durch Verdrängung entstehen. Er sprach deshalb vom „dynamischen" Unbewussten. Es kann z. B. aus Träumen, neurotischen Symptomen und der Übertragung früherer Erfahrungen auf aktuelle Beziehungen erschlossen werden.

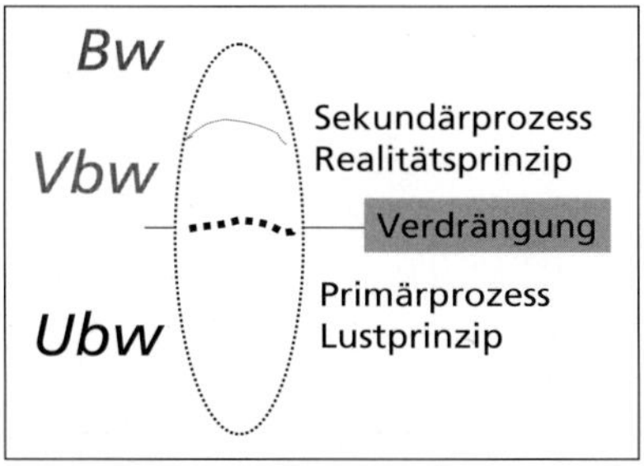

Abb. 3: Das topische Modell des psychischen Apparates war das leitende Modell in Freuds Werk bis etwa 1915. Es unterscheidet zwischen den Systemen Bewusst, Vorbewusst und Unbewusst.

Wenn die Verdrängung versagt, entstehen neurotische Symptome als Abwehr der zweiten Linie. Sie beruhen auf unbewusst gewordenen, d. h. verdrängten Erfahrungen, Wünschen und Triebregungen, die aus der Kindheit stammen. Während Freud anfangs traumatische Erfahrungen als Ursache der Neurosen annahm, insbesondere sexuelle Übergriffe und Verführungen in der Kindheit, stellte er später verdrängte Wunschphantasien in das Zentrum seiner Überlegungen zur Neurosenentstehung.

Die zentralen Motive, die Verdrängungen bewirken, sind Liebes- und Hassgefühle und die damit verbundenen inzestuösen und Tötungswünsche, die in der Kindheit auf die Eltern gerichtet werden. Diese Vorstellungen bilden als Ödipuskomplex nach Freud den Angelpunkt der kindlichen Entwicklung. Letztlich erklärt er Neurosen aus der Verdrängung des Ödipuskomplexes.

Die zweite, spätere Version der psychoanalytischen Theorie entstand zwischen 1915 und 1925. Sie ist in einer Reihe sogenannter metapsychologischer Schriften enthalten, von denen dic bedeutendste unter dem Titel „Das Ich und das Es“[7] im Jahre 1923 erschienen ist.

Die Metapsychologie – *meta* im Sinne von „aus übergeordneter Sicht“ – ist Freuds Versuch, den Seinsgrund des Psychischen aus verschiedenen Perspektiven zu beschreiben. Er sprach nun nicht mehr von verschiedenen Bereichen oder Orten des Seelischen, sondern beschrieb den psychischen Apparat als Zusammenwirken von drei Instanzen. Diese nannte er das Es, das Ich und das Über-Ich. Das Modell, das er über die Jahre hin erarbeitete, nannte man daher das Instanzenmodell.

Abb. 4: Im Instanzenmodell, das Freud zwischen 1915 und 1925 entwickelte, regelt das Ich die Beziehung zwischen Es und Über-Ich und zwischen innen und außen.

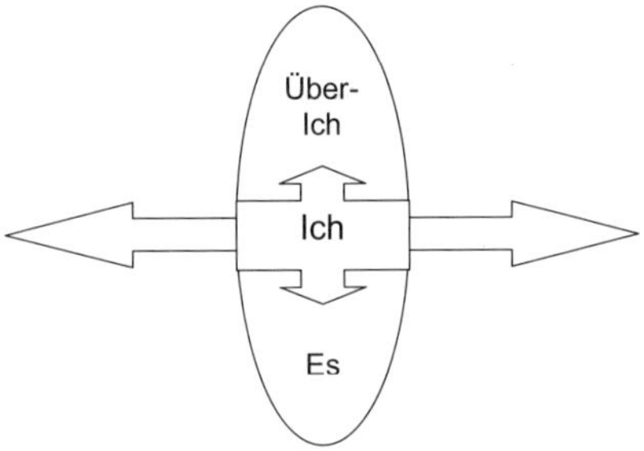

- Das Es ist der Bereich der Triebe und der verdrängten Vorstellungen.
- Das Ich bildet den Kern des psychischen Apparates, gleichsam das Steuerungsrelais. Es stellt die Koordination der verschiedenen Interessen und Strebungen dar und vermittelt zwischen dem Über-Ich und dem Es sowie zwischen innen und außen.
- Das Über-Ich ist der Träger der Werte. Es repräsentiert vor allem gesellschaftliche Normen, die durch die Eltern vermittelt werden.

Die Neukonzeption der Theorie des psychischen Apparates war die Konsequenz aus der Tatsache, dass das topische Modell die klinischen Erfahrungen nicht ausreichend erfassen konnte. Manche der psychischen Funktionen wie z. B. die Abwehr ließen sich nicht eindeutig einem topischen System zuordnen. Einige der Funktionen des Ich werden bewusst erlebt, während andere unbewusst bleiben. Das machte eine Änderung des psychischen Modells erforderlich. Freud gab daher das Konzept der drei psychischen Orte auf und beschrieb

7 Freud S (1923) Das Ich und das Es. GW Bd. 13

stattdessen die Funktionseinheiten. Diese nannte er Instanzen. Er beschrieb ihre Erlebnisqualität in den Dimensionen bewusst, vorbewusst und unbewusst.

Mit diesem Konzept rückte das Ich in das Zentrum des psychoanalytischen Interesses. Diese Veränderung bildete den Ausgangspunkt der psychoanalytischen Ich-Psychologie.

Parallel zur Veränderung der Konzeption des psychischen Apparates baute Freud seine Triebtheorie grundsätzlich um. Die beiden Veränderungen entstanden inhaltlich allerdings unabhängig voneinander. War er anfänglich von einer reinen Sexualtheorie ausgegangen, so entwarf er nun ein dualistisches Triebkonzept, das verschiedene Versionen durchlief und schließlich mit dem Dualismus zwischen Lebens- und Todestrieb, Eros und Thanatos, seine letzte Fassung erhielt.

Psychotherapie

Parallel zur Entwicklung der psychoanalytischen Theorie entwickelte sich auch die Psychotherapie in Freuds Werk in zwei Schritten. Dabei bedingen die beiden Entwicklungen sich gegenseitig. War die Neukonzeption der Theorie des psychischen Apparates ein Ergebnis der Tatsache gewesen, dass das ursprüngliche Modell die klinischen Erfahrungen nicht ausreichend erfassen konnte, so hatte die Änderung des Modells nun auch Auswirkungen auf die Vorstellung über die Entstehung und die Behandlung von Neurosen.

Bis etwa 1915 verstand Freud Neurosen vornehmlich als Folge von Verdrängungen, und zwar insbesondere von Verdrängungen infantiler Sexualtraumata und ödipaler Phantasien und Konflikte. Daher verfolgte er in der Psychotherapie in dieser ersten Phase seines Werks die Idee, mit Hilfe verschiedener Techniken die Verdrängungen aufzuheben und die unbewussten Vorstellungen aufzudecken. Es ging ihm darum, die Kindheitsamnesie aufzuheben und die verdrängten Vorstellungen und Phantasien dem Bewusstsein zugänglich zu machen, wo sie abreagiert bzw. integriert werden konnten.

Anfangs benutzte er dazu die Hypnose und Suggestion. Dann entdeckte er die therapeutische Wirkung der Erinnerungsarbeit und ersetzte die bisherige Technik durch die sogenannte freie Assoziation. Er wies die Patienten an, unzensiert ihre Einfälle mitzuteilen, und sah seine Aufgabe darin, den unbewussten Sinn und die verdrängten Erinnerungen aufzudecken, die darin verborgen waren.

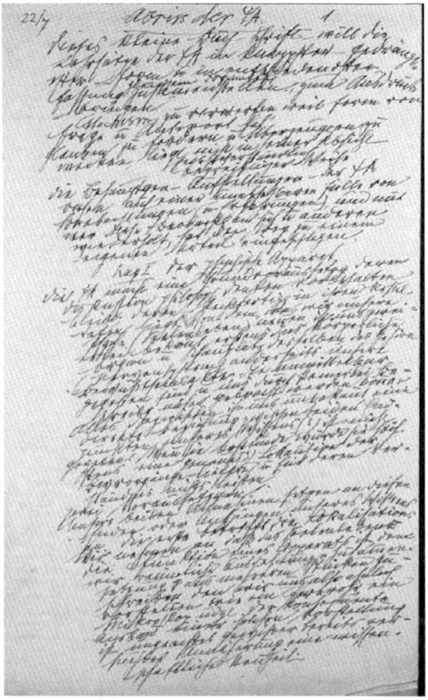

Abb. 5: Abriss der Psychoanalyse (1938). In dieser Schrift fasste Freud die wichtigsten Ideen seines Werkes zusammen.

Mit dem Wandel der psychoanalytischen Theorie entstand um 1915 auch ein neues Neurosenkonzept. Nun vertrat Freud die Auffassung, dass Neurosen auf Fixierungen oder Regressionen der Libido beruhen, die durch Konflikte in der Kindheit hervorgerufen werden. Daher ging es ihm nun in der Behandlung vor allem um die Wiederbelebung von infantilen Konflikten, insbesondere um die Wiederbelebung des Ödipuskomplexes.

Den Heilungsmechanismus sah er jetzt darin, dass die verdrängten Konflikte im Verlauf der Analyse auf die Beziehung zum Analytiker projiziert werden und dort als Übertragung bewusst gemacht und bearbeitet werden. Dadurch, so war er überzeugt, könnten auch Erinnerungslücken aufgefüllt werden.

Die Übertragung wurde für Freud nun zum Dreh- und Angelpunkt des Analyseerfolges. Durch die Entstehung der Übertragung wird die klinische Neurose in eine Übertragungsneurose umgewandelt. Die erfolgreiche Bearbeitung der Übertragungsneurose sollte zu einer anhaltenden Umstrukturierung der Persönlichkeit führen. Die Voraussetzung war allerdings, dass Widerstände gegen die Übertragung und Widerstände gegen eine Veränderung erkannt und bearbeitet wurden. Diesen oft mühevollen Prozess nannte er Durcharbeiten. Übertragung, Widerstand und Durcharbeiten wurden die zentralen Begriffe der Freud'schen Behandlungstheorie nach der metapsychologischen Wende.

Freuds Leistung als Psychotherapeut erstreckt sich nicht nur auf die Behandlungstheorie. In einer Serie von sogenannten technischen Schriften hat er um 1915 auch seine Ideen zur Behandlungstechnik niedergelegt.[8] Dort beschrieb er mit dem psychoanalytischen Behandlungssetting und den technischen Regeln einen genialen Rahmen, in dem sich unter dem Schutz der psychoanalytischen Situation die Selbstreflexion und das gemeinsame Nachdenken z. B. entfalten und Veränderungen entwickeln können.

Die Kulturtheorie

Angesichts der überragenden Entdeckungen zum Verständnis des individuellen Unbewussten gerät leicht in Vergessenheit, dass die psychoanalytische Methode auch den Zugang zu unbewussten Vorstellungen eröffnet, die sich hinter kulturellen Traditionen und gesellschaftlichen Normen verbergen. Freuds Zugang dazu ergibt sich, indem er die Gesellschaft gleichsam auf die Couch legt, d. h. gesellschaftliche Phänomene und Produktionen der Kultur wie neurotische Symptome betrachtet. Er untersuchte sie als Kompromisse zwischen unbewussten Phantasiebildungen und Wunschregungen einerseits und ihrer Abwehr andererseits.

So entwickelte er in seinen kulturtheoretischen Schriften ein Verständnis kultureller Phänomene, das im Wesentlichen auf dem Ödipuskomplex beruht. Er stellte den phantasierten ödipalen Vatermord als Kern gesellschaftlicher Gruppenbildungen dar. Andererseits sah er die Quelle religiösen Erlebens in einer infantilen Vatersehnsucht.

8 Die bedeutendste ist die Schrift „Erinnern, Wiederholen, Durcharbeiten“ aus dem Jahre 1914 (GW Bd. 10).

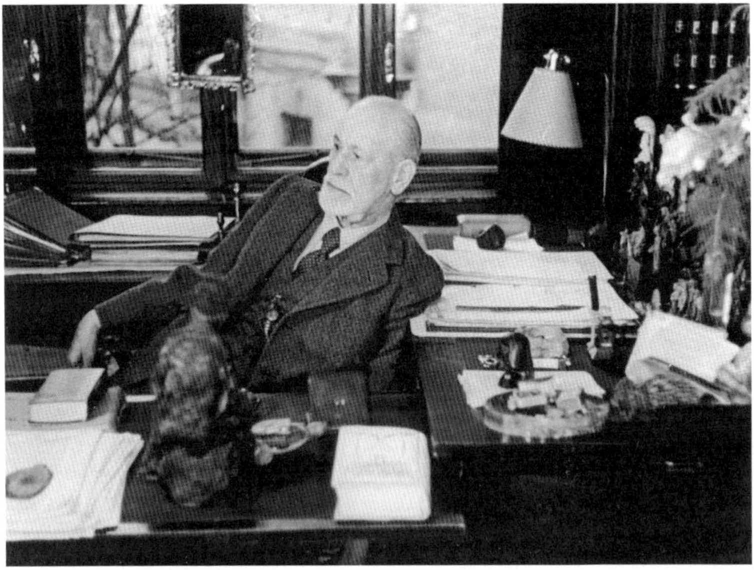

Abb. 6: Freud in seinem Arbeitszimmer im Exil in London 1938, wo er sein großes kulturanalytisches Opus „Der Mann Moses" vollendete.[9]

In seiner wohl berühmtesten kulturanalytischen Schrift „Das Unbehagen in der Kultur" von 1930[10] setzte er sich mit dem nicht auflösbaren Gegensatz zwischen individuellen Trieben und den Ansprüchen der menschlichen Gesellschaft auseinander. In einem Triebverzicht sah er die einzige Chance, das verdrängte aggressive Potential zu bewältigen, das die Menschheit bedroht. Angesichts der politischen Bedrohungen, die sich um 1930 ankündigten, besorgten ihn vor allem der unbewältigte Aggressionstrieb, die Neigung zum Töten und zur Unmenschlichkeit. Er war pessimistisch. An eine humanistisch geprägte Zukunft der Menschheit glaubte er nicht.

9 Freud S (1939) Der Mann Moses und die monotheistische Religion. GW Bd. 17

10 Freud S (1930) Das Unbehagen in der Kultur. GW Bd. 14

Anknüpfungen

Wenn wir fast 70 Jahre nach Freud auf sein Werk zurückschauen, dann erscheint die Fülle seiner Ideen überwältigend.

Der Ausgangspunkt für die weiteren Entwicklungen, die ich im Rahmen dieser Vorlesung darstellen will, ist sein Konfliktmodell in Verbindung mit der Libidotheorie sowie die Auffassung, wonach der Angelpunkt für das Verständnis der menschlichen Entwicklung der Ödipuskomplex ist. Psychoanalyse im Sinne von Freuds Erbschaft ist vor allem Konfliktpathologie im Ödipuskomplex.

„Frühe Störungen" – die Strukturpathologie

Für die präödipale Strukturpathologie, die in den Jahrzehnten nach Freud immer wichtiger wurde, bot seine Auffassung des ungelösten Ödipuskomplexes kein hinreichendes Verständnis. Sein Neurosenkonzept begrenzte sich auf die Gruppe, die wir heute als Störungen auf höherem und mittlerem strukturellen Entwicklungsniveau diagnostizieren oder als Konfliktpathologie bezeichnen. Dazu zählen vor allem depressive, hysterische, Zwangs- und Angstneurosen sowie der größere Teil der Konversions- und Somatisierungsstörungen. Sie beruhen auf ungelösten Konflikten, die aus der Entwicklung nach Abschluss der frühen Individuations- und Autonomieentwicklung stammen.[11]

Bereits zu Zeiten von Freud, nämlich ab etwa 1925, regte sich erstmals ein gewisser Widerspruch gegen die Allgemeingültigkeit dieser Auffassung. Es waren vor allem Otto Rank und Sándor Ferenczi, die 1924 mit dem damals bahnbrechenden Buch „Entwicklungsziele der Psychoanalyse"[12] neue Horizonte eröffneten.

Ausgehend von einer Kritik der Freud'schen Behandlungstechnik und der abwartend-passiven Haltung des Analytikers in der Behandlung plädierten sie für eine aktivere Technik, welche die präödipalen Störungsanteile deutlicher berücksichtigte. Die Jahrzehnte der Entwicklung nach Freud werden sich nun vor allem der präödipalen Strukturpathologie zuwenden. Dabei werden das Ich und die frühen

11 Zur entwicklungsdiagnostischen Sichtweise und Begrifflichkeit verweise ich auf mein Lehrbuch „Psychosomatische Medizin und Psychotherapie", 5. Aufl., Kohlhammer, Stuttgart 2007.

12 Ferenczi S, Rank O (1924) Entwicklungsziele der Psychoanalyse. Internat. Psychoanalyt. Verlag, Wien

Beziehungen in das Zentrum der Aufmerksamkeit und des Interesses rücken.

Der Begriff Strukturpathologie[13] bedarf einer kurzen Erklärung. Er bezeichnet Störungen, die auf einer unzureichenden Entwicklung der psychischen Struktur beruhen. Sie äußert sich in einer Schwäche der Lebensbewältigung, in mangelhaften Ich-Funktionen, in einem labilen Selbstgefühl oder anderen grundlegenden Defiziten. Diese Störungen beruhen auf einem Mangel – und nicht auf Konflikten. Sie entwickeln sich, wenn der noch abhängige Säugling in seiner frühesten Entwicklung keine hinreichende Fürsorge und Förderung erfährt. Daher spricht man auch von „frühen Störungen".

Diese Störungen bilden unter Diagnosen wie „Borderline-Syndrom" oder „narzisstische Persönlichkeitsstörung" heute einen bedeutenden Teil der Aufgaben in psychoanalytischen Behandlungen.

Ich-Psychologie[14]

Mit der Entwicklung des Instanzenmodells der Psyche hat Freud sich ausdrücklich mit der regulierenden Funktion des Ich beschäftigt. Damit rückte diese Instanz in den Mittelpunkt des Interesses. Seine wegweisenden Arbeiten dazu sind die Schriften „Zur Einführung des Narzissmus" (1914)[15] und „Jenseits des Lustprinzips" (1923)[16].

Noch zu seinen Lebzeiten hat seine Tochter Anna Freud an diesen Ansatz angeknüpft und das Ich zum Gegenstand weiterführender Überlegungen gemacht. Dabei hat sie sich besonders mit der Funktion der Abwehr beschäftigt. Zum 80. Geburtstag widmete sie ihrem Vater 1936 das Buch „Das Ich und die Abwehrmechanismen"[17]. Darin beschreibt sie, wie sich die Abwehr des Ich in der Analyse gegen das Auftauchen von Triebinhalten und Affekten richtet. Letztlich verblieb sie mit diesem Ansatz auf dem Boden der Konfliktlehre ihres Vaters und baute diese weiter aus.

Es blieb dann den späteren Jahren nach Freud und vor allem Heinz Hartmann vorbehalten, über diesen Ansatz hinauszugehen. Er be-

---

13 vgl. Ermann M (2007) Psychosomatische Medizin und Psychotherapie, 5. Aufl., Kohlhammer, Stuttgart

14 vgl. die ausführliche Darstellung in der 2. Vorlesung

15 GW Bd. 10

16 GW Bd. 13

17 Freud A (1936) Das Ich und die Abwehrmechanismen. Internat. Psychoanalyt. Verlag, Wien

schrieb autonome Funktionen des Ich und Anpassungsleistungen, die nicht mehr oder zumindest nicht mehr nur der Abwehr dienen. Mit seiner Schrift „Das Ich und das Anpassungsproblem“[18], die 1939 erschien, eröffnete er damit eine Entwicklung, die dann nach seiner Emigration in die USA zum zentralen Thema der amerikanischen Ich-Psychologie wurde.

Objektbeziehungstheorie

Freud'sche Psychoanalyse und auch die daraus weiterentwickelte Ich-Psychologie betrachten die Psyche als ein mehr oder weniger in sich geschlossenes System. Zwar konzipierte Freud die Triebe als Regungen, die auf andere, die sogenannten Objekte, ausgerichtet sind. Er sprach von Triebzielen[19]. Die Objekte traten in seiner Betrachtung aber ganz zurück, während die vom Trieb gesteuerten intrapsychischen Prozesse für ihn Vorrang hatten.

Der Begriff Objekt wird in der Psychoanalyse in Anlehnung an den Subjekt-Objekt-Dualismus des französischen Philosophen René Descartes (1596–1650) verwendet. Er bezeichnet das Gegenüber, also den anderen. Das Objekt ist jedoch ebenso eine Person wie das Subjekt. Descartes beschreibt das Subjekt als den Wahrnehmenden, das Objekt als den Wahrgenommenen. In diesem Sinne übernahm Freud den Begriff Objekt für das Ziel des Triebes.

Die Einbeziehung der frühen Störungen verschiebt nun den Schwerpunkt der Betrachtung auf die frühen Beziehungen zu den Pflegepersonen, die Objektbeziehungen. Es sind nun nicht mehr Triebe als solche und intrapsychische Konflikte, die im Mittelpunkt der Betrachtung stehen, sondern es sind die zwischenmenschlichen Beziehungen und Erfahrungen, die von Anfang an die Entwicklung bestimmen. Dieser Ansatz wird von dem ungarisch-englischen Analytiker Michael Balint als Zwei-Personen-Psychologie bezeichnet und der ursprünglichen Ein-Personen-Psychologie der Freud'schen Konzeption gegenübergestellt.

Die Entwicklung der Objektbeziehungstheorie ist von Melanie Klein angestoßen worden, die 1932 in dem Buch „Die Psychoanalyse des Kindes“[20] ihre Entdeckungen aus der Arbeit mit Kindern mitteil-

18 Hartmann H (1939) Das Ich und das Anpassungsproblem. Internat. Psychoanalyt. Verlag, Wien

19 vgl. z. B. Drei Abhandlungen zur Sexualtheorie (1905)

te. Sie eröffnete damit ganz neue Wege für die Psychoanalyse. Ihr Ansatz wurde von ihr in London weiter ausgearbeitet. Er fand dort rasch Anhänger und nahm bedeutenden Einfluss auf die weitere Entwicklung der Psychoanalyse. Heute ist er die Basis des psychoanalytischen Denkens geworden.

Selbstpsychologie

Ein weiterer Anknüpfungspunkt sind die auf die eigene Person gerichteten Strebungen und Regungen. Freud hatte sie in der schon erwähnten Arbeit „Zur Einführung des Narzissmus" von 1914 als Ich-Triebe bzw. Ich-Libido den auf Objekte gerichteten Trieben gegenübergestellt und die Auffassung vertreten, dass eine bestimmte Gruppe von Störungen, die er narzisstische Störungen nannte, in Analysen nicht behandelbar sind, weil die Libido an das Ich gebunden bleibt und die notwendige Übertragung dadurch nicht zu Stande kommt.

Die Beschäftigung mit den frühen Störungen ließ auch das Narzissmusproblem in einem neuen Licht erscheinen. Es war vor allem Heinz Kohut, der in den USA eine neue Konzeption des Narzissmus entwarf. Er betonte dabei die mangelhafte Entwicklung des Selbst als Kern der narzisstischen Störungen. Daraus entwickelte er einen neuen Behandlungsansatz, der bis heute zu den tragenden Konzepten der praktischen Psychoanalyse gehört. Diese Entwicklung bestimmte vor allem die 1970er und 80er Jahre und soll in einer späteren Vorlesungsreihe abgehandelt werden.

Das Unbewusste als Sprache

Eine vierte Entwicklung setzte an einer relativ frühen Stelle im Freud'schen Werk an, nämlich dort, wo Freud den psychoanalytischen Prozess als Redekur[21] konzipierte. Das geschah in der Behand-

20 Klein M (1932) The Psycho-Analysis of Children. Dt.: Die Psychoanalyse des Kindes. Internat. Psychoanal. Verlag, Wien 1934

21 Der Begriff *talking cure* („Redekur") soll von Berta Pappenheim stammen, die um 1890 von Josef Breuer behandelt wurde und über die Breuer zusammen mit Freud 1895 in den „Studien über Hysterie" berichtete. Ursprünglich bezeichnete der Begriff bei Breuer eine kathartische Rede, d. h. das Abreagieren von Affekten, indem Erinnerungen mitgeteilt werden. Bei Freud wurde der Begriff dann gleichbedeutend

lung seiner Patientin Cäcilie M. zwischen 1887 und 1895. Sie war eine der ersten Patientinnen, bei denen er das damals neue Verfahren der „freien Assoziation" anwandte. Darüber berichtete er 1895 in den „Studien über Hysterie"[22].

Hier schloss eine Entwicklung an, welche die Psychoanalyse von der Sprache her betrachtete. Sie ging davon aus, dass das Unbewusste von der Sprachform her zu erschließen ist: „Es" (das Es) äußert sich durch die Sprachform. Sie nahm damit eine radikale Neuinterpretation der Psychoanalyse als Lehre vom Unbewussten vor.

Diese Entwicklung wurde von Jacques Lacan in Frankreich angeregt. Sie schließt an philosophische Traditionen an, die den Menschen als ein Sprach-Wesen verstehen, insbesondere an den französischen Philosophen Blaise Pascal (1623–62). Psychoanalyse in diesem Sinne ist Tiefenhermeneutik, die sich erst der Erfahrung erschließt. Das naturwissenschaftliche Experiment trägt zu ihrem Verständnis dagegen wenig bei.

Neopsychoanalyse

Am konsequentesten sind Freud'sche Grundpositionen durch die verschiedenen Richtungen der Neopsychoanalyse in Frage gestellt worden. Man kann sie eigentlich nicht als Anknüpfung bezeichnen. Tatsächlich führten sie ganz neue Positionen ein und stellten eine Abwendung von der Freud'schen Konzeption dar.

Die Neopsychoanalyse entstand in den dreißiger Jahren. Mit je unterschiedlichen Schwerpunktsetzungen wurde sie von Erich Fromm, Karen Horney und Harry Stack Sullivan in den USA und von Harald Schultz-Hencke in Deutschland vertreten. Der gemeinsame Bezugspunkt war die Abwendung von Freuds Libidotheorie und von seiner Lehre von der Prädominanz des Ödipuskomplexes.

---

mit dem der freien Assoziation, wobei er den therapeutischen Effekt im Erinnern und nicht im Abreagieren sah.

22 Freud S (1895) Studien über Hysterie. GW Bd. 1

Tab. 1: Eckdaten zur Psychoanalyse 1938–1975

1934 bis 1939 war Ernest Jones Präsident der Internationalen Psychoanalytischen Vereinigung (IPV). Er billigte die Politik der Deutschen Psychoanalytischen Gesellschaft (DPG), die faktisch zu ihrer „Arisierung" und zur Diskreditierung des Freud'schen Gedankengutes durch die Nationalsozialisten und zur Kooperation mit den Nazis im NS-Reichsinstitut für psychologische Forschung und Psychotherapie führte.

1938 wurde die Wiener Psychoanalytische Vereinigung (WPV) nach dem Einmarsch der Nazis aufgelöst und der Internationale Psychoanalytische Verlag liquidiert. Sigmund Freud emigrierte mit seiner Familie ins Exil nach London. Dort starb er am 23. September 1939.

1938 fand in Paris der letzte Internationale Psychoanalytische Kongress vor dem Zweiten Weltkrieg statt. Die US-amerikanische Gesellschaft zog sich im Streit um die Frage der Laienanalyse aus der IPV zurück.

1940 löste sich die Pariser Psychoanalytische Gesellschaft (SPP) nach der Besetzung Frankreichs durch die Deutschen auf.

1941–1945 wurde in London der Dissens zwischen den Positionen von Anna Freud und Melanie Klein in der *controversial discussion* ausgetragen. Das Ergebnis war die Etablierung von drei unabhängigen Gruppen unter dem Dach der Britischen Psychoanalytischen Gesellschaft.

1942 entstanden in den USA nach dem Lehrverbot für Karen Horney erste Abspaltungen mit der Gründung neopsychoanalytischer Gesellschaften. 1943 wurde in New York von Erich Fromm, Harry Stack Sullivan und Clara Thomson das William-Alanson-White-Institut als Zentrum der Neopsychoanalyse gegründet.

1945 Wiedergründung der Deutschen Psychoanalytischen Gesellschaft (DPG) in Berlin. Im Dissens um die Bewertung des Verhaltens der deutschen Psychoanalytiker in der NS-Zeit und um die wissenschaftliche Position der Neopsychoanalyse von Harald Schultz-Hencke spaltete sich 1949 die Deutsche Psychoanalytische Vereinigung von der DPG ab und bildete eine Zweiggesellschaft der IPV.

1945 nahm auch die Pariser Psychoanalytische Gesellschaft ihre Tätigkeit wieder auf.

1946 wurde die Wiener Psychoanalytische Vereinigung wieder aktiv. 1947 entstanden unter dem Einfluss von Igor Caruso zusätzlich die Österreichischen Arbeitskreise für Tiefenpsychologie mit überwiegend neopsychoanalytischer Orientierung.

1949 Auf dem ersten Kongress der IPV nach dem Zweiten Weltkrieg, der in Zürich stattfand, wurde die DPG wegen ihrer Orientierung an der Neopsychoanalyse nicht wieder aufgenommen.

Ab 1953 entwickelte Jacques Lacan in Paris eine sprachanalytische Revision der Ideen von Sigmund Freud. Er wurde aus der IPV ausgeschlossen und gründete mehrere eigene Gruppen, darunter 1964 die École Freudienne de Paris, die er 1980 wieder auflöste.

Nach 1950 etablierte sich die Psychoanalyse in Westdeutschland in der Versorgung und an den Universitäten. Alexander Mitscherlich gründete 1951 in Heidelberg die erste psychoanalytisch orientierte Universitätsklinik und 1959 in Frankfurt das Sigmund-Freud-Institut als Forschungs- und Ausbildungszentrum für Psychoanalyse. 1967 wurde die psychoanalytische Therapie in den Leistungskatalog der gesetzlichen Krankenversorgung aufgenommen. Die psychosomatischen Lehrstühle an den medizinischen Fakultäten waren überwiegend psychoanalytisch orientiert. Der Einfluss in der Psychologie blieb dagegen begrenzt.

1956 entstand in den USA die Akademie für Psychoanalyse, in der sich Ärzte verschiedener psychoanalytischer Orientierungen zusammenschlossen. 1962 wurde in Amsterdam eine Föderation überwiegend neopsychoanalytischer Gesellschaften, die IFPS[23], gegründet.

Nach 1960 gewann die Psychoanalyse vor dem Hintergrund der 1968er Studentenbewegung international verstärkt Einfluss und Interesse. Eine zunehmende Zahl von Ärzten und Psychologen wurde Psychoanalytiker.

Ausblick

Wir haben damit den Rahmen für unsere weiteren Betrachtungen abgesteckt. Diese werden sich mit den regionalen Entwicklungen in den neuen Zentren der Psychoanalyse in den USA, London und Paris beschäftigen und dabei die Schwerpunkte bei der Ich-Psychologie, der Objektbeziehungstheorie und der sprachanalytischen Hermeneutik setzen.

Deutschland und Österreich haben erst Jahre nach dem Ende des Zweiten Weltkrieges wieder Anschluss an diese Entwicklungen erlangt. Beschäftigt mit der Überwindung der Isolation und der Bewältigung der Erfahrungen während der NS-Zeit haben sie dazu wenige bedeutende Beiträge geliefert. Diese Entwicklung wird im Anhang an diese Vorlesungen kurz gewürdigt werden.

Zum Abschluss dieser Einführung seien einige Eckdaten der Entwicklung in den Jahren zwischen Freuds Tod und 1975 in einer tabellarischen Übersicht (Tab. 1) zusammengestellt.

23 International Federation of Psychoanalytic Societies

2. Vorlesung
Die USA – Anpassung und Aufbruch
Ich-Psychologie und die amerikanische Dissidenz

Einleitung

Freuds Botschaften fielen nach der Jahrhundertwende in den USA auf einen fruchtbaren Boden. Das hatte vor allem zwei Gründe:

1. Es gab mit dem einflussreichen Psychologen William James (1842–1910) an der Universität Harvard schon um die Jahrhundertwende einen Wegbereiter für die Ideen Freuds in der damals kulturell bedeutsamen Region Neuengland. James entwarf eine vorfreudianische Theorie, in deren Mittelpunkt bereits die Idee eines dynamischen Unbewussten stand. Er nahm starken Einfluss auf die „Bostoner Schule“ der dynamischen Psychiatrie, in der die Psychoanalyse bis 1910 Fuß fasste.
2. Mit der „Progressiven Bewegung“ *(progressive movement)* entstand nach 1900 in den USA eine politisch-soziale Reformbewegung, die dem psychodynamischen Denken offen gegenüberstand. In ihrem Umfeld bildete sich ab 1905 eine Psychotherapie, die durch Offenheit für psychodynamische Ideen geprägt war und Einfluss auf die Psychiatrie gewann.

Es herrschte in diesen Kreisen eine idealistische Einstellung. In diesem Umfeld fanden Freuds Ideen allerdings eine recht selektive Aufmerksamkeit. Während seine optimistische Sichtweise der Erweiterung des Bewusstseins interessiert aufgenommen wurde, riefen seine „anstößigen“ Vorstellungen Skepsis und Ablehnung hervor oder wurden einfach übergangen. James J. Putnam, Professor an der Harvard Medical School und später die Leitfigur der Psychoanalyse in den USA, sprach sogar von „widerwärtigen Details“. Sie betrafen insbesondere die Libidotheorie, die Bedeutung der kindlichen Sexualität und der Aggression. Freud wurde missverstanden und so gedeutet, als ginge es ihm darum, das Spannungsfeld zwischen den Ansprüchen des Einzelnen und den Forderungen der Gemeinschaft abzubauen.

Auch nach der Etablierung der Psychoanalyse blieb diese Auslegung bestehen. So hat Freud sich mit der amerikanischen Version der Psychoanalyse niemals wirklich anfreunden können. Sie war durch einen Kulturoptimismus geprägt, der ihm fremd war, und verleugnete die „dunklen" Seiten des Seelenlebens, die ihm besonders am Herzen lagen.

So wurde die Entwicklung der Psychoanalyse in den USA von Anfang an von einer gewissen Distanz gegenüber den Strömungen in Wien und in Europa beherrscht, die schließlich an der Frage der Laienanalyse eskalieren sollte.

Die Entwicklung von den Anfängen bis 1940

Die ersten Keime für eine Etablierung der Psychoanalyse wurden von Psychiatern nach 1905 in Boston und New York gelegt, verbunden mit den Namen Meyer, Hoch, Prince und Putnam. Auch in der Psychologie entstand Interesse.

So kam es, dass Freud mit seinen damaligen Vertrauten C. G. Jung und Sándor Ferenczi 1909 zu den Festlichkeiten zum 20-jährigen Bestehen der Clark-Universität in Worcester bei Boston reiste und dort Vorlesungen hielt. Bei diesem Anlass wurde er mit der Ehrendoktorwürde ausgezeichnet.

So ehrenvoll diese Einladung auch war und so willkommen die Gelegenheit, die Psychoanalyse aus erster Hand vorzustellen – sie machte die inhaltlichen Divergenzen zwischen der strengen Wiener Auffassung und der eklektischen amerikanischen Richtung recht deutlich. Freuds Konzepte wurden im Sinne der *progressive movement* verharmlost. Einige – wie der bedeutende Psychiater William Alanson White – übernahmen später lieber die entsexualisierte Libidotheorie von C. G. Jung. Der Gipfel war, dass Abraham Brill bei seiner Übersetzung der Freud'schen Schriften kritische Passagen einfach ausließ oder eigene einfügte.

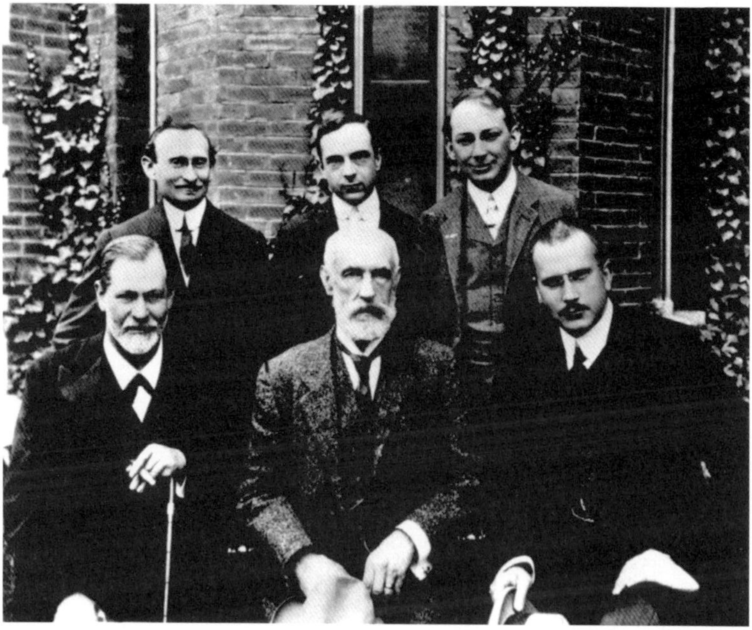

Abb. 7: Auf der Reise zum Jubiläum der Clark University im September 1909 konnten die europäischen Psychoanalytiker die neue Lehre erstmals in den USA vorstellen. Vorne: Sigmund Freud, Granville Stanley Hall, der Gründungspräsident der Universität, und C. G. Jung. Hinten: Abraham A. Brill, der zur Leitfigur der amerikanischen Psychoanalyse wurde, Ernest Jones, später Mitbegründer der APA, und Sándor Ferenczi.

Man muss dabei allerdings bedenken, dass die Amerikaner keinen direkten Kontakt zu den Europäern hatten, sondern ihre Kenntnisse aus Korrespondenzen und von Kongressen und Besuchen bezogen. Sie hatten im Allgemeinen auch keine Gelegenheit zur Lehranalyse.

In den 1920er Jahren erlebte die Psychoanalyse in den USA eine ungeahnte Blüte. Zwar hatte die progressive Bewegung mit dem Eintritt der USA in den Ersten Weltkrieg 1917 ein jähes Ende gefunden. Die Botschaften der Psychoanalyse wurden in der breiten Öffentlichkeit nach Kriegsende dennoch populär und unter Intellektuellen zur Mode. Sie galten nun als Legitimation für die narzisstischen und exzentrischen Tendenzen der wilden Zwanziger.

In Fachkreisen verbreitete sich in den 1920er Jahren das neue ichorientierte Denken Freuds, nachdem eine Reihe von Analytikern Studienaufenthalte in Europa gemacht hatten, die damals zur Pflicht

Tab. 2: Die Etablierung der Psychoanalyse in den USA

Um 1905 entstand ein deutliches Interesse am psychodynamischen Denken in New York und Neuengland, das den Ideen Freuds den Boden bereitete.
1909 reisten Freud, C. G. Jung und Sándor Ferenczi zum Jubiläum der Clark-Universität nach Worcester bei Boston, wo Freud auch die Ehrendoktorwürde verliehen bekam.
1911 Gründung einer psychoanalytischen Vereinigung in New York. Präsident war von 1911 bis 1913 und von 1925 bis 1936 Abraham Brill (1874–1948). Er hatte um 1905 in Zürich Kontakt zu dem psychoanalytisch orientierten Psychiater Eugen Bleuler und seinem Mitarbeiter C. G. Jung aufgenommen und 1908 in Wien Freud besucht.
1919 Gründung der Amerikanischen Psychoanalytischen Vereinigung (APA) unter Mitwirkung des Briten Ernest Jones, der sich damals in Kanada und den USA aufhielt. 1919/1920 und von 1929 bis 1935 war Brill Präsident der APA.
Ab 1920 Blütezeit der Psychoanalyse in den USA bis zur Weltwirtschaftskrise Ende der 1920er Jahre.
Ab 1925 zunehmende Distanzierung der amerikanischen Psychoanalytiker von der IPV wegen des Streites um die Laienanalyse, 1932 informeller und 1938 formeller Rückzug aus der IPV. Der Kontakt wurde erst wieder 1949 erneuert.

in der amerikanischen Medizinerausbildung gehörten. Einige unterzogen sich dort einer Lehranalyse. Vor allem in psychiatrischen Kliniken fanden psychoanalytische Konzepte nun Aufmerksamkeit. So entstanden psychoanalytische Psychosenbehandlungen z. B. im John Hopkins Hospital in Baltimore und im Chestnut Lodge in Rockville in Maryland, das sich zur bedeutendsten psychoanalytisch ausgerichteten Klinik entwickelte.

Zu einem Markstein der weiteren Entwicklung wurde in den 1920er Jahren der Streit um die Laienanalyse. Es ging dabei um die Frage, ob auch Nicht-Ärzte den Beruf des Psychoanalytikers erlernen und ausüben sollten. Um ein hohes Niveau der Ausbildung zu wahren, wurden ab 1923 in den USA nur noch Ärzte zur Ausbildung zugelassen. Darüber kam es zu heftigen Diskussionen, zumal die Frage auch in Europa strittig war.

Freud bezog 1926 ausdrücklich für die Laienanalyse Stellung[24]. Die Mehrheit der Amerikaner widersetzte sich jedoch dieser

24 Freud S (1926) Die Frage der Laienanalyse. GW Bd. 14

Auffassung. Im Streit lösten sie sich ab 1932 schrittweise von der IPV[25].

Mit der Weltwirtschaftskrise Ende der 1920er Jahre und dem New Deal[26] Anfang der 1930er Jahre verblasste das Ansehen und die Bedeutung der Psychoanalyse. Sie konnte zur Lösung der drängenden sozialen Probleme nichts beitragen und geriet zudem nun auch in Konkurrenz zum aufkommenden Behaviorismus.

Entwicklungen ab 1940

Nach Freuds Tod 1939 sah sich die Psychoanalyse in den USA mit mehreren Herausforderungen konfrontiert. Bereits ab 1930 waren die ersten Immigranten aus Deutschland und Österreich in die USA gekommen. Die meisten aber kamen ab 1936. Sie ließen sich vor allem in New York, Boston und Chicago nieder.

Damit veränderte sich das Klima der Psychoanalyse in den USA. Durch die Europäer entstand in der Tradition von Wien und Berlin eine Orthodoxie, wie die Amerikaner sie bis dahin nicht gekannt hatten. Da viele Nicht-Ärzte unter den Immigranten waren, entstanden zudem weitere Spannungen um die Laienanalyse. Sie bewirkten 1938 den Austritt der Amerikaner aus der IPV und führten über Jahre zu einer relativen Isolierung, die durch die Kriegswirren noch verstärkt wurde.

Weitere Herausforderungen entstanden aus neuen psychoanalytischen Konzepten, die den Stellenwert der Freud'schen Tradition veränderten. Teilweise bewegten sie sich im Referenzrahmen Freudscher Konzepte, wie die Ich-Psychologie von Heinz Hartmann. Teilweise sprengten sie diesen jedoch. Das galt insbesondere für die neopsychoanalytischen Schulen, die angetreten waren, um von Freuds Libidotheorie Abstand zu nehmen.

Durch diese Veränderungen geriet auch die bisher recht homogene psychoanalytische Behandlungstechnik in Fluss.

---

25 Die Unabhängigkeitserklärung erfolgte 1938, die Verankerung in der Satzung der APA 1946. Erst auf dem Kongress der IPV in Zürich 1949 wurde der Kontakt zur IPV wieder erneuert.

26 Von Franklin D. Roosevelt 1933 eingesetzte Wirtschafts- und Sozialreformen, mit denen die amerikanische Wirtschaft nach der Rezession wiederbelebt wurde.

Darüber hinaus entstanden neue Anwendungen der Psychoanalyse, die das Gesamtfeld stark veränderten. Dazu zählen die analytische Psychosomatik mit Franz Alexander in Chicago als Promotor und die empirische analytische Entwicklungsforschung, die von René Spitz begründet und von Margaret Mahler zur Blüte gebracht wurde. Auf beide Gebiete kann hier allerdings nicht näher eingegangen werden.

Amerikanische Dissidenz

Die Neigung, abweichende Auffassungen und Konzepte als Abspaltungen in selbstständigen tiefenpsychologischen Schulen zu organisieren, hat die Geschichte der Psychoanalyse von früh an begleitet. Die frühesten Beispiele sind die Gründung der Individualpsychologie durch Alfred Adler und die Entstehung der analytischen Psychologie von C. G. Jung nach dem Bruch mit Freud um 1910.

Die Abspaltungsbewegungen in den USA entstanden in den 1940er Jahren. Dabei spielten fachliche, persönliche und politische Beweggründe eine Rolle. Psychoanalytiker, die für fortschrittlich galten, gründeten 1941 eine „Vereinigung zur Förderung der Psychoanalyse“. Zu ihnen gehörten Karen Horney, Clara Thomson und Harry Stack Sullivan. Später kam Erich Fromm hinzu. Aufgrund persönlicher Spannungen kam es zu weiteren Spaltungen. Karen Horney bildete in New York ihre eigene Schule, während Fromm und Clara Thomson sich mit Sullivan zusammentaten und in Washington eine Schule für dynamische Psychiatrie und kurz darauf in New York das William-Alanson-White-Institut gründeten. Dieses wurde zu einem Zentrum der Neopsychoanalyse.

Als Beispiele für diese Entwicklungen gehe ich näher auf Karen Horney und Harry Stack Sullivan ein, während ich das vielfältige Werk von Erich Fromm nur kurz erwähnen kann.

Karen Horney

Karen Horney ging schon während ihrer Zeit in Berlin wissenschaftlich eigene Wege. Sie wehrte sich gegen den biologischen Determinismus der Libidotheorie und gegen Freuds Ansichten über die weibliche Sexualität. Seinem Konzept des Penisneides als Konstituens der weiblichen Entwicklung setzte sie das eines Gebärneides der Männer entgegen. Darüber kam es um 1925 zu einer Auseinandersetzung zwischen Freud und Ernest Jones, der ihre Ideen unterstützte.

Tab. 3: Karen Horney (1885–1952)

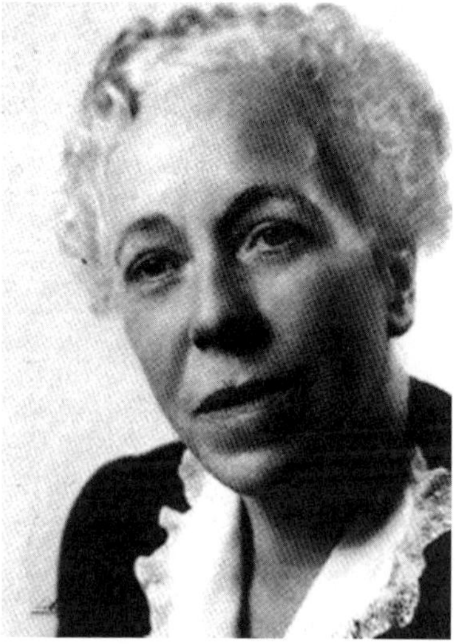

1885 in Hamburg geboren, war Karen Horney eine der ersten Frauen in Deutschland, die Medizin studierten (ab 1906 in Freiburg).

1909 Heirat mit Oskar Horney. Bald darauf Umzug nach Berlin, wo sie sich zu Karl Abraham in Analyse begab und bei Karl Bonhoeffer über Psychosen promovierte. Geburt von drei Töchtern[27].

1919 ließ sie sich nach der Tätigkeit in verschiedenen psychiatrischen Kliniken als Psychoanalytikerin in Berlin nieder, wo sie auch als Lehranalytikerin am neu gegründeten psychoanalytischen Institut tätig war.

1932 ging sie als Assistentin zu Franz Alexander nach Chicago.

1934 Eröffnung einer Privatpraxis in New York. Dort verlor sie wegen ihrer Freud-kritischen Schriften ihre Lehrbefugnis am psychoanalytischen Institut.

1942 Gründung einer eigenen Gesellschaft, die ihre eigene Schulrichtung repräsentierte und heute noch besteht.

1952 starb Karen Horney an Krebs in New York.

🕮 1937 Der neurotische Mensch in unserer Zeit (deutsch 1951)
🕮 1939 Neue Wege der Psychoanalyse (deutsch 1951)
🕮 1945 Unsere inneren Konflikte (deutsch 1954)

27 Eine war die Schauspielerin Brigitte Horney, eine andere die Psychoanalytikerin Marianne Eckhard-Horney.

In der Psychoanalyse wurde Karen Horney nach der Übersiedlung in die USA durch ihren Entwurf einer eigenständigen Neurosenlehre bekannt, mit der sie sich Schritt für Schritt von den Grundpositionen Freuds entfernte. Schließlich erhielt sie am New Yorker psychoanalytischen Institut ein Lehrverbot. Daraufhin trennte sie sich von den Freudianern und bildete ihre eigene Schule.

Ihre Bücher „Der neurotische Mensch in unserer Zeit“ und „Neue Wege der Psychoanalyse“ lösten Ende der 1930er Jahre unter Analytikern Bestürzung aus, während sie unter Laien und sozial Engagierten großes Interesse fanden. In diesen und späteren Büchern distanzierte sie sich vom pessimistischen Menschen- und Gesellschaftsbild Freuds und von der Libidotheorie. Vor dem Hintergrund der sozialliberalen Grundstimmung in den USA in der Zeit des New Deal betonte sie progressive Potentiale. Sie hielt den Menschen für lebenslang entwicklungsfähig. Den zwischenmenschlichen und kulturellen Bedingungen maß sie für die Neurosenentstehung deutlich größere Bedeutung zu als dem biologisch determinierten Trieb und der Veranlagung, wie Freud es tat.

Nach Horneys Neurosenlehre strebt der Mensch nach Selbstverwirklichung. Diese Entwicklung hin zur Gesundheit bzw. zur Normalität wird durch Zuwendung und Einfühlung der frühen Bezugspersonen gebahnt und gefördert. Die Hemmung dieser Strebungen führt hingegen zur Entfremdung von sich selbst als Kern der Neurose.

Neurotische Entwicklungen sind demnach immer das Ergebnis feindseliger interpersoneller Prozesse, nämlich der Erfahrung von Kälte und Feindseligkeit in der frühen Entwicklung. Dadurch werden Grundängste fixiert. Die Abwehr dieser Grundängste bewirkt, dass der Mensch sich von seinen Potentialen und seiner Kreativität – ja, von sich selbst entfernt.

S. H. Sullivan

Der zweite Analytiker, auf dessen Beitrag ich als Beispiel für die Neuerungen der Neopsychoanalyse eingehe, ist Harry Stack Sullivan. Er war der einzige bedeutende Psychoanalytiker der damaligen Zeit, der aus den USA stammte. Er gehörte zu den ersten, die sich intensiv mit der Behandlung psychotischer Patienten befassten. Bekannt wurde er durch seine Schizophrenie-Behandlungen im Pratt-Hospital in Towson in Maryland. Später arbeitete er an der berühmten, schon erwähnten Psychosenklinik Chestnut Lodge.

Tab. 4: Harry Stack Sullivan (1892–1949)

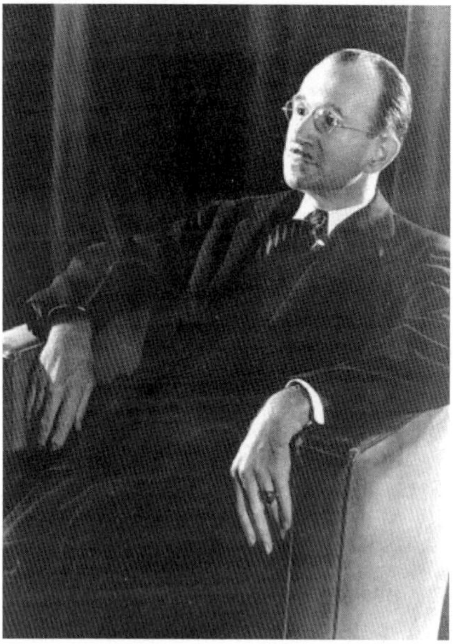

1892 wurde Sullivan in Norwich im Staate New York geboren. Nach der Schule studierte er Medizin in Chicago.

1921 begann er, unter Anleitung von William Alanson White Schizophrene psychoanalytisch zu behandeln. Aus dieser Zeit stammt sein Entwurf der interpersonalen Psychiatrie, die von der psychoanalytischen Behandelbarkeit von Psychosen ausging und im Gegensatz zur vorherrschenden biologischen Psychiatrie stand.

1930 ließ er sich in New York als Psychoanalytiker nieder. Kurz darauf Gründung einer „Neuen psychoanalytischen Vereinigung" in Washington und Baltimore.

Ab 1933 Lehranalyse bei Clara Thomson, einer Schülerin von Sándor Ferenczi, die ebenfalls Psychotiker behandelte. Kontakte mit Karen Horney und Erich Fromm.

Ab 1940 Arbeit an der renommierten Psychosenklinik Chestnut Lodge in Rockville (Maryland), deren Profil er mit prägte.

1943 Gründung des William-Alanson-White-Instituts in New York zusammen mit Erich Fromm, Frieda Fromm-Reichmann und Clara Thomson.

1949 starb Sullivan in Paris.

📖 1953 (posthum) Die interpersonale Theorie der Psychiatrie (deutsch 1980)
📖 1954 (posthum) Das psychotherapeutische Gespräch (deutsch 1976)
📖 1962 (posthum) Schizophrenia as a Human Process

Auf diesen Erfahrungen beruht sein Entwurf einer interpersonalen Psychiatrie, den er in seinem posthum veröffentlichten Buch „The interpersonal theory of psychiatry“[28] niederlegte.

Sullivan betrachtete die Persönlichkeit als selbstschützendes System, das danach strebt, die verbliebenen Ängste zu bewältigen, die aus den frühen Interaktionen mit den Eltern stammen.

Damit vertrat er die Auffassung, dass die menschliche Entwicklung in Erfahrungen aus zwischenmenschlichen Beziehungen gründet. In Übereinstimmung mit Freud hielt er Symptome für bedeutungsvoll. Aber er ersetzte Freuds triebtheoretischen intrapsychischen Ansatz durch eine interpersonale Theorie.

Psychopathologie lässt sich danach am besten aus den aktuellen Interaktionen im interpersonalen Feld heraus verstehen. Der prägende Faktor der Persönlichkeitsentwicklung sind relativ dauerhafte Muster wiederkehrender Beziehungssituationen mit bedeutsamen anderen. Dem entsprechend sah Sullivan in den zwischenmenschlichen Interaktionen von Patienten eine Quelle für das Verständnis ihrer Beziehungen und für die Behandlung psychischer Störungen. Er verwendete gezielte Explorationen von Beziehungsmustern und Fragen nach dem zwischenmenschlichen Verhalten, um die „selektive Unaufmerksamkeit“ für bestimmte Aspekte von Beziehungen aufzuheben und ein Bewusstsein für Verhaltensmuster zu schaffen.

Dieser Ansatz war damals neu und hat sich unabhängig von der europäischen Psychoanalyse entwickelt. Allerdings sind die Parallelen in der neueren Objektbeziehungstheorie unübersehbar. In neuerer Zeit hat sich mit der „relationalen Psychoanalyse“, ausgehend von den USA, eine Schulrichtung etabliert, die den interpersonalen Ansatz mit der europäischen Objektbeziehungstheorie zusammenbringt. Sie setzt als Movens der Therapie auf eine spontane, authentische Beziehung als Korrektiv für repetitive Verhaltensmuster.

Erich Fromm

Fromm gehört mit seinem umfassenden Werk sicherlich zu den am meisten gelesenen psychoanalytischen Autoren. Es ist ihm gelungen, psychoanalytisches Denken weit über die Fachwelt hinaus zu verbreiten. Mit seinem humanistischen Weltbild beeinflusste er das

28 Sullivan SH (1953) Die interpersonale Theorie der Psychosen. Fischer, Frankfurt a. M. 1980

Tab. 5: Erich Fromm (1900–1980)

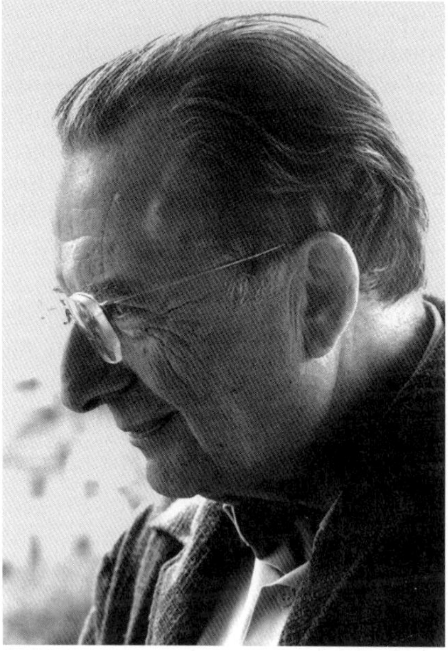

1900 Fromm wurde in Frankfurt am Main geboren. Nach dem Abitur studierte er zunächst Jura, dann Soziologie, Psychologie und Philosophie. Er promovierte über das Diaspora-Judentum.

1926 heiratete er die Psychoanalytikerin Frieda Reichmann und studierte Psychologie und Psychiatrie bei Karl Landauer in München. Danach psychoanalytische Ausbildung in Berlin und Mitbegründer des Süddeutschen Instituts für Psychoanalyse in Frankfurt am Main.

1930 wurde er Mitarbeiter von Max Horkheimer am Institut für Sozialforschung in Frankfurt, wo er mit Herbert Marcuse und Theodor W. Adorno zusammenarbeitete.

1934 Emigration nach New York, wo er eine psychoanalytische Praxis eröffnete und bis 1939 am ebenfalls emigrierten Institut für Sozialforschung und an der Columbia-Universität lehrte. Später Professor für Psychologie in Vermont (USA).

1949 Übersiedlung nach Mexiko-Stadt. Dort betrieb er eine Praxis, lehrte an der Staatsuniversität und gründete die Mexikanische Psychoanalytische Gesellschaft.

1974 Umzug ins Schweizer Tessin, wo er 1980 starb.

📖 1941 Die Furcht vor der Freiheit
📖 1956 Die Kunst des Liebens
📖 1976 Haben oder Sein

Denken des 20. Jahrhunderts wie kaum ein anderer. Innerhalb der Psychoanalyse finden seine Konzepte und Ideen hingegen relativ wenig Beachtung.[29]

Fromm gilt als psychoanalytischer Sozialforscher. Viel ausdrücklicher als andere beschäftigte er sich mit dem Einfluss der Gesellschaft auf die Entwicklung des Menschen. So betrachtet er die Über-Ich-Bildung als Ausdruck der Vermittlung autoritärer Macht durch die Person des Vaters. Im „autoritären Charakter" sah er eine Entäußerung der menschlichen Neigung zur Machtausübung und Unterwerfung unter den Stärkeren.

Gegenüber Freud grenzte er sich vor allem dadurch ab, dass er die Grundbedürfnisse rein psychologisch determiniert sah. Sie dienen der Sehnsucht, beheimatet zu sein. Mit seiner Abwendung von der Libidotheorie gilt er als Neopsychoanalytiker, auch wenn er sich dagegen gewehrt hat, wissenschaftlich mit Horney und Sullivan in einem Atem genannt zu werden.

Die amerikanische Ich-Psychologie

Im Gegensatz zu den revisionistischen Zielen der Neopsychoanalyse standen die Bestrebungen, nach der Emigration aus Europa in den USA die Psychoanalyse Freud'scher Prägung weiter zu entwickeln. Diese Bestrebungen verblieben weitgehend im Bezugsrahmen des Gebäudes der Libidotheorie und ihrer Weiterentwicklungen nach der metapsychologischen Wende in Freuds Werk. Jedenfalls betrachteten sie die Entwicklung und die Psychopathologie vornehmlich in ihrer intrapsychischen Dimension. Um es mit Michael Balint zu sagen: Psychoanalyse blieb in diesen Bestrebungen weiterhin eine Ein-Personen-Psychologie.[30]

Die amerikanische Ich-Psychologie bildete den gemeinsamen Nenner der amerikanischen Psychoanalyse in den USA zwischen 1940

29 Der Rahmen dieser Vorlesung lässt es nicht zu, Fromms reichhaltiges Werk auch nur andeutungsweise zu würdigen. Ich verweise auf die vielen Schriften über Fromm und sein Werk von Rainer Funk, der seinen Nachlass verwaltet, z. B. Funk R (2001) Erich Fromm, 8. Aufl., Rowohlt-Verlag, Reinbek.

30 Der Paradigmenwechsel von der Ein- zur Zwei-Personen-Psychologie wird in der 4. Vorlesung behandelt.

und 1975. Sie umfasst verschiedene Entwicklungen: Die Ich-Theorie, die vor allem mit den Namen Hartmann, Kris und Loewenstein und mit David Rappaport verbunden ist, die klinische, angewandte Ich-Psychologie und die ich-psychologische Entwicklungsforschung von Margaret Mahler, die hier – wie erwähnt – nicht beleuchtet werden kann.

Vorläufer

Bereits in der ersten Vorlesung wurden die Wurzeln der Ich-Psychologie bei Freud[31] nachgezeichnet. Sein Ausgangspunkt waren unbewusste Schuldgefühle, die er im Ich lokalisierte. Dabei kommen dem Ich zwei Aufgaben zu:

- Die Regulierung der Beziehung zur äußeren Realität
- und die Regulierung der Beziehung zwischen den intrapsychischen Instanzen Es und Über-Ich.

Anna Freud knüpfte mit ihrem Buch „Das Ich und die Abwehrmechanismen" 1936 noch in ihrer Wiener Zeit an diese Wurzeln an und beschrieb die basalen Abwehrleistungen als zentrale Ich-Funktionen. Die Ich-Tätigkeit, für die sie sich interessierte, war die Abwehr im Rahmen der Konfliktbewältigung. Dem entsprach, dass sie sich in der Behandlung auf die Abwehranalyse konzentrierte. Sie bewegte sich damit im Referenzrahmen der Konfliktpsychologie ihres Vaters. Diesen Standpunkt hat sie auch später nicht aufgegeben.

Später entwarf sie ein ich-psychologisches Entwicklungsmodell, in dem sie stärker auch die Forderungen der äußeren Realität berücksichtigte.[32]

Ein weiterer Vorläufer der Ich-Psychologie war Paul Federn (1871–1950), einer der ersten Anhänger von Sigmund Freud, der schon ab 1902 zu Freuds Mittwochgesellschaft gehörte. In den 1920er Jahren entwickelte er ein eigenständiges Konzept zum Verständnis der Psychosen, das über die Abwehrtätigkeit des Ich hinausgeht und daher als früher Beitrag zur Ich-Psychologie verstanden werden kann. Nach seiner Emigration 1938 in die USA fand er mit

31 Weitere Wurzeln gehen auf Alfred Adler und seine Schrift „Über den nervösen Charakter" (1912) und Sándor Ferenczis Arbeit „Entwicklungsstufen des Wirklichkeitssinns" (1913) zurück.

32 Freud A (1936) Das Ich und die Abwehrmechanismen. Internat. Psychoanal. Verlag, Wien

Tab. 6: Abwehrmechanismen nach Anna Freud (1936)[33]

- Verdrängung
- Regression
- Reaktionsbildung
- Isolierung
- Ungeschehenmachen
- Projektion
- Introjektion (= Identifizierung)
- Wendung gegen die eigene Person
- Verkehrung ins Gegenteil
- Verschiebung des Triebziels (Sublimierung)
- Altruistische Abtretung

seinen Ideen dort starke Anerkennung. Er beging nach dem Tod seiner Frau im Jahre 1950 Selbstmord.

Federn stellte das Ich-Gefühl in das Zentrum seiner Überlegungen und beschrieb damit die Wahrnehmungsqualität, die eine Person befähigt, zwischen Selbst und ich-fremden Inhalten bzw. der Umwelt zu unterscheiden. In der Psychose entsteht eine Schwächung des Ich-Gefühls, indem die Ich-Grenzen durchlässig werden. Diese bewirkt, dass ich-fremde Inhalte das Ich überfluten und nun als real erlebt werden. Bei der Behandlung ging es ihm darum, die Ich-Grenzen durch ein überwiegend stützendes Vorgehen zu stärken und Deutungen zu vermeiden.

Die Ich-Theorie von Hartmann, Kris und Loewenstein

Die amerikanische Ich-Psychologie befasste sich mit der Herkunft und Funktion des Ich, die über die Konfliktabwehr hinausgeht. Sie rückte damit von der Konfliktorientierung der Ich-Psychologie von Anna Freud ab.

Die Entstehung des Ich

Während Freud die Auffassung vertrat, dass das Ich sich durch die Konfliktexposition aus dem Es entwickelt, war Hartmann anderer

33 Freud A (1965) Wege und Irrwege der Kindheitsentwicklung. Huber/Klett, Bern/Stuttgart 1968

Meinung. Er glaubte, dass das Ich bereits bei der Geburt in einer undifferenzierten Matrix angelegt ist, aus der heraus sich im Verlauf der normalen Reifungsprozesse und durch die Anpassung an die Umwelt das Ich und das Es entwickeln. Im weiteren Entwicklungsprozess wächst das Ich durch Bewältigung der normalen Entwicklungskonflikte weiter und wird immer differenzierter. Dabei spielt die körperliche Reifung eine wichtige Rolle. Auf Dauer kann das Ich auf sofortige Bedürfnisbefriedigung verzichten und diese aufschieben. Dadurch entsteht eine zunehmende Autonomie gegenüber der Umwelt.

Die konfliktfreie Sphäre des Ich

Während die Abwehr sich in Auseinandersetzung mit Konflikten entwickelt, gibt es in der Ich-Entwicklung nach Hartmann auch eine konfliktfreie Sphäre. Sie beruht auf inhärenten Entwicklungskräften von Funktionen, die der Anpassung an die Umwelt dienen. Hartmann nennt diese Funktionen „Apparate der primären Ich-Autonomie". Dazu gehören besonders kognitive, vermittelnde, schützende und autonome Funktionen.

Diese Funktionen sind für die Realitäts- und Lebensbewältigung unentbehrlich. Sie entwickeln sich aus der undifferenzierten Matrix unter dem Einfluss der Triebe und der Außenwelt. Im Laufe der Entwicklung wird das Ich immer unabhängiger vom Es. Die Ich-Funktionen werden immer weiter ausgebaut und verfeinert und das Ich leistungsfähiger. Allerdings bleibt die Autonomie des Ich gegenüber den Trieben immer begrenzt, so dass beide nie wirklich unabhängig von einander betrachtet werden können.

Tab. 7: Apparate primärer Ich-Autonomie nach Heinz Hartmann (1939)[34]

- **Kognitive Funktionen**
  Wahrnehmen, Denken, Urteilen, Erinnern, Realitätsprüfung.
- **Vermittelnde Funktionen**
  Anpassung an Werte und Normen.
- **Schützende Funktionen**
  Abwehr, Entwicklung von Angst als Signal für Gefahren
- **Autonome Funktionen**
  Affektregulation, Motilität (Gehen und Laufen), Intention

34 Hartmann H (1939) Ich-Psychologie und Anpassungsproblem, 2. Aufl., Klett, Stuttgart 1970

Die Idee einer konfliktfreien Sphäre, in der das Ich sich entwickelt, war von Heinz Hartmann bereits in seiner Arbeit „Ich-Psychologie und Anpassungsproblem“ von 1939 niedergelegt worden. Sie wurde nach der Emigration in die USA von dem „begnadeten Trio“ Hartmann, Kris und Loewenstein in New York weiter ausgearbeitet und in einer Reihe von Texten[35] publiziert. Neben den Abwehrmechanismen standen nun Struktureigenschaften des Ich im Zentrum der Betrachtung. Man betonte auch die Bedeutung des Ich-Ideals, der Identifikationen und – insbesondere Erikson[36] – der Identität und Identitätsdiffusion.

Außerdem entwickelten Hartmann und seine Mitarbeiter ein Modell der Ich-Entwicklung. Danach verbinden sich Abwehrmechanismen und Anpassungsfunktionen zu einer komplexen Organisation, die gewährleistet, dass die Psyche angemessen funktioniert. Diese Entwicklung verläuft in Stadien, in denen es zu Fixierungen kommen kann, so dass später unter dem Druck von Konflikten alte Funktionszustände wieder aktiviert werden können. So entstehen z. B. Zwangsstörungen durch Regression auf das Funktionsniveau des magischen Denkens und des ritualisierten Verhaltens zweijähriger Kinder.

Die Entwicklung des Ich wurde insbesondere von René Spitz[37] empirisch in Säuglingsbeobachtungen untersucht. Er beschrieb dabei den Zuwachs an emotionalen Kommunikationsweisen, z. B. das erste Lächeln mit ca. zwei Monaten, die Achtmonatsangst und das verneinende Kopfschütteln mit einem Jahr. Er sah darin einen Zuwachs an psychischer Organisation als Ausdruck der Reifung.

---

35 Hartmann H (1964) Ich-Psychologie. Klett, Stuttgart 1972
36 Erikson EH (1959) Identität und Lebenszyklus. Klett, Stuttgart 1970
37 Spitz R (1965) Vom Säugling zum Kleinkind. Klett, Stuttgart 1967

Tab. 8: „Das begnadete Trio" Hartmann, Kris und Loewenstein

Heinz Hartmann (1894–1970)

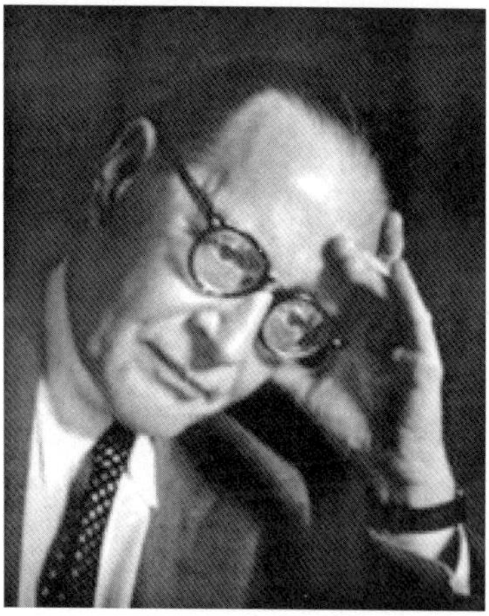

Hartmann wurde in Wien geboren. Sein Vater war Geschichtsprofessor, seine Mutter Bildhauerin. Nach dem Abitur studierte er Medizin und Psychologie.

Nach 1920 machte er seine psychoanalytische Ausbildung in Berlin mit einer Lehranalyse bei Sándor Radó. Eine weitere Analyse absolvierte er später bei Freud.

1937 hielt er Vorlesungen vor der Wiener psychoanalytischen Gesellschaft, in denen er seine Thesen zur Ich-Psychologie entwickelte. Nachdem er 1938 vor den Nazis nach New York emigriert war, wurde er mit diesen Ideen zu einer Leitfigur der amerikanischen Psychoanalyse.

1970 starb er in der Nähe von New York.

📖 1927 Die Grundlagen der Psychoanalyse
📖 1939 Ich-Psychologie und Anpassungsproblem
📖 1964 Ich-Psychologie (deutsch 1972)

Ernst Kris (1900–1957)

Kris stammte ebenfalls aus Wien. Er studierte Kunstgeschichte und war bis zur Emigration Kustos am Kunsthistorischen Museum in Wien.

1924 kam er in Kontakt mit Freud, den er wegen seiner Antikensammlung beriet. Er entschloss sich, ab 1924 eine psychoanalytische Ausbildung mit einer Lehranalyse bei Helene Deutsch in Wien zu absolvieren.

1938 emigrierte er zunächst nach London, wo er für den britischen Rundfunk BBC die Nazi-Propaganda analysierte. 1940 ließ er sich in New York nieder, wo er mit Hartmann zusammenarbeitete und 1957 starb.

Kris beschäftigte sich vor allem mit Phänomenen der Kunst in der Sicht der Psychoanalyse. Er beschrieb die Fähigkeit zur Regression im Dienste des Ich.

🕮 1934 Die Legende vom Künstler. Ein geschichtlicher Versuch (mit Otto Kurz)
🕮 1952 Psychoanalytic explorations in Art
🕮 Die ästhetische Illusion. Phänomene der Kunst in der Sicht der Psychoanalyse (deutsch 1977)

Rudolf Loewenstein (1898–1976)

Loewenstein stammte aus Lodz. Er studierte Medizin in Zürich und Berlin und machte in den 1920er Jahren in Berlin seine psychoanalytische Ausbildung mit einer Lehranalyse bei Hanns Sachs. Danach ging er nach Paris, wo er einer der ersten Psychoanalytiker war und sich an der Gründung der psychoanalytischen Gesellschaft durch Marie Bonaparte beteiligte.

Er wurde französischer Soldat im II. Weltkrieg und emigrierte nach der Niederlage Frankreichs nach New York. Dort wurde er Mitarbeiter von Heinz Hartmann bei der Ausarbeitung der Ich-Psychologie. Außerdem befasste er sich mit Antisemitismus-Forschung. Er starb in New York.

🕮 Psychoanalyse des Antisemitismus (deutsch 1968)

Das Ich und das Selbst

Schließlich gelangte Hartmann zur Differenzierung zwischen Ich und Selbst.

- Das Ich bezeichnet weiterhin die von Freud eingeführte psychische Instanz.
- Das Selbst ist bei Hartmann[38] ein übergreifendes psychisches System und wird dem Es und dem Über-Ich gleich gestellt. Es meint die eigene Person (im Gegensatz zu den Objekten). Es entsteht im Wesentlichen aus Identifikationen.
- Die zugehörigen Vorstellungen bilden die Selbstrepräsentanz.

Diese Überlegungen bilden den Ausgangspunkt der Selbst-Psychologie, die später in den 1970er Jahren vor allem von Heinz Kohut ausgebaut wurden.

38 Hartmann H (1950) Bemerkungen zur psychoanalytischen Theorie des Ichs. Psyche 18 (1964) 330–354

Kritik an der Ich-Theorie

Der entscheidende Gewinn der Ich-Theorie bestand darin, dass nun das Ich und die äußere Realität zunehmend mehr Bedeutung für die Entwicklung und für das konkrete Erleben und Verhalten gewannen. So wurde es möglich, psychische Störungen auch unabhängig von Trieben und Konflikten zu betrachten. Damit schuf die Ich-Psychologie die Voraussetzung für ein besseres Verständnis der ich-strukturellen Störungen, die nun als Entwicklungsstörungen des Ich betrachtet werden konnten. Damit lag die Ich-Psychologie ganz im Trend der amerikanischen Interessen an der Entwicklungspathologie und an Psychosen.

Dennoch hat es nicht an Kritik gefehlt. Indem sie die psychologischen Phänomene nach wie vor in Begriffen der psychischen Energie darstellten und dafür genetische und biologische Grundlagen annahmen, galten die ich-psychologischen Texte als zutiefst konservativ. Vielen Kritikern, vor allem in den neu entstandenen Kulturschulen, erschien das physikalistische Grundmodell, das dahinter stand, zunehmend überholt.

Andererseits interessierte sich die Ich-Psychologie mehr für das manifeste Verhalten als für die unbewusste Motivation. Nicht nur die Konfliktpsychologie trat damit in ihrer Bedeutung zurück, sondern auch das Konzept des Unbewussten als Ganzes. So hat die Umorientierung auf die äußere Realität der Ich-Psychologie bisweilen harsche Kritik eingebracht.

Russel Jacoby verfasste 1983 ein Buch unter dem Titel „Die Verdrängung der Psychoanalyse oder der Triumph des Konformismus“[39]. Darin beklagte er, dass wesentliche ideelle Bestandteile der Freud'schen Theorie in den USA entschärft und die Psychoanalyse sich dort einem konformistischen Denken angepasst habe. Dabei seien die „unbotmäßigen Fragestellungen“ der Psychoanalyse vor 1930 verdrängt worden. Mit dieser Behauptung spielte er z. B. auf die Verdrängung kulturwissenschaftlicher Projekte an.

Konsequenzen für die Behandlung

Mehr oder weniger unberührt von den Diskussionen um die Ich-Theorie entwickelte sich ein Interesse daran, die zunehmend wichti-

39 Dt.: Fischer, Frankfurt a. M.

gere Entwicklungspathologie mit neuen Konzepten zu behandeln. Hier zeigte sich ein Einfluss der dissidenten neopsychoanalytischen Richtungen, die für eine Technik plädierten, die stärker als die klassische Freud'sche Technik auf Erfahrungen in der therapeutischen Beziehung hin orientiert war.

Die Behandlungsstrategie verschob sich von der Konfliktlösung hin zur Autonomieentwicklung, zur Normalisierung und Stabilisierung des Ich und zur Förderung seiner Funktionen. Beispielhaft sind dafür die Bücher von Gertrude und Robin Blanck[40], die die neue Orientierung der Behandlung auf ich-psychologischer Grundlage ausführlich dargestellt haben. Sie betonen, dass das Hauptziel der Interventionen in der Förderung der gehemmten Entwicklung und der Stärkung des Ich liegt und nicht in der Aufdeckung von Es-Inhalten.

Sie zentrierten auf die Stärkung der Anpassungsleistungen, also auf den Bewältigungsaspekt, und setzten nicht mehr auf die Abwehranalyse. So kann es zum Beispiel bei einer Selbstverletzung wichtiger sein, die selbst-stabilisierende Funktion und die Angst vor Fragmentierung herauszuarbeiten als unbewusste aggressive Phantasien, die gegen jemand anderes gerichtet sein könnten.

Technisch bedienen sie sich verschiedener Interventionen, mit denen das Ich direkt gestärkt werden soll. Sie beschreiben verschiedene Möglichkeiten, wie die Ich-Stärkung gefördert werden kann – von der partiellen über die aufgeschobene Intervention, von der selektiven Auswahl des Materials in der Behandlungsstunde über Fragen, die die Beobachtung anregen sollen bis hin zu korrektiven Interventionen, die sich direkt an das Ich richten und die Es-Inhalte vermeiden. Dazu einige Beispiele solcher Interventionen[41]:

- „Sie fürchten, dass die Leute wegfliegen und nicht mehr vorhanden sein könnten.“ Hier wird die Angst (das Ich) angesprochen und nicht das Es (das Fliegen).
- „Wollen wir doch aber auch auf ein paar der anderen Dinge eingehen, die Sie heute gesagt haben.“ Hier wird die Auswahl des Materials aktiv gesteuert.
- „Es tut Ihnen nicht gut, mich so anzuschreien, während Sie noch nicht im Stande sind, zuzuhören und zu verstehen.“ Hier wird versucht, ein beobachtendes Ich zu schaffen.

---

40 Blanck G und R (1974) Angewandte Ich-Psychologie. Klett-Cotta, Stuttgart 1978

41 ebenda, dt. Seite 325

Neuerungen und die neue Orthodoxie

Es ist schon angeklungen, dass die ich-psychologische Wende in den USA Veränderungen der psychoanalytischen Behandlungsstrategie herbeigeführt hat. Freuds Ansatz, Neurosen durch Wiederbelebung der Kindheitsphantasien in der Übertragung zu behandeln, geriet immer stärker in den Hintergrund, die Entwicklung defizitärer Ich-Funktionen und die Stärkung und Konsolidierung des Ich traten an diese Stelle. Diese Veränderungen machten auch vor der Behandlungstechnik nicht Halt. Es entstanden z. T. weitgehende Modifikationen.

- Das Setting wurde flexibler gehandhabt als in der klassischen Analyse und den Problemstellungen angepasst.
- Häufiger fanden Behandlungen jetzt mit niederer oder variabler Frequenz statt, häufig im Sitzen.
- Die Analytiker verhielten sich aktiver, sie stellten Fragen und strukturierten die Stunden.
- An die Stelle der klassischen Abstinenz, die den Analytiker recht unnahbar, zurückhaltend und unpersönlich erscheinen ließ, trat eine lebendigere Beziehungsgestaltung, die den Analytiker auch als Person erkennen ließ.

Diese Modifikationen waren nicht nur eine Konsequenz aus der Erweiterung des Behandlungsspektrums und die Einbeziehung der Ich-Störungen. Sie zeigten auch den Einfluss der neopsychoanalytischen Strömungen, die den Wert einer lebendigen und authentischen Beziehungsgestaltung für die Behandlung erkannt hatten.

Einer der Pioniere war Franz Alexander[42], der auch als Begründer der modernen Psychosomatik gilt und in Chicago den ersten psychoanalytischen Lehrstuhl an einer Universität bekleidete. Er betonte, dass die Erfahrung des Analysanden in der Beziehung zum Analytiker eine größere therapeutische Bedeutung hat als die Einsicht. Dadurch könnten traumatische Beziehungserfahrungen aufgehoben werden. Entscheidend sei, dass der Analytiker sich von den Übertragungsobjekten genügend unterscheidet, um eine „korrigierende emotionale Neuerfahrung“ zu vermitteln. Damit meinte er, dass die alten Konflikte zwar in der Übertragung wiederbelebt werden sollten, dann

42 Alexander F, French TM (1946) Psychoanalytic therapy. Ronald Press, New York

Tab. 9: Franz Alexander (1891–1964)

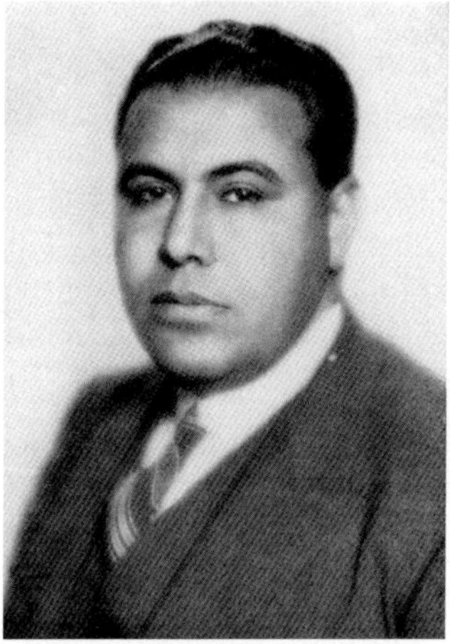

Alexander wurde 1891 in Budapest geboren.

1919–1930 lebte er in Berlin, wo er als erster Ausbildungskandidat seine Ausbildung am 1924 errichteten psychoanalytischen Institut absolvierte. Später wurde er dort Dozent und Lehranalytiker.

1930 folgte er einem Ruf an die Universität Chicago als Professor für Psychoanalyse auf den ersten psychoanalytischen Lehrstuhl der Geschichte[43]. 1932 gründete er in Chicago das psychoanalytische Institut.

1946 veröffentlichte er zusammen mit French das Konzept einer psychoanalytischen Kurztherapie, deren Wirkung auf der korrigierenden emotionalen Erfahrung in der therapeutischen Beziehung beruht.

1950 erschien sein fundamentales Buch „Psychosomatic Medicine", in dem er als „holy seven" sieben typische Psychosomatosen beschrieb. 1951 veröffentlichte er sein psychosomatisches Spezifitätsmodell. Danach sind spezifische unbewusste Konflikte für spezifische Krankheiten verantwortlich, z. B. Aggressionskonflikte für einen psychosomatisch begründeten Bluthochdruck.

1964 starb Alexander an den Folgen einer Lungenentzündung in Palm Springs in Kalifornien.

📖 1927 Psychoanalyse der Gesamtpersönlichkeit
📖 1946 zusammen mit T. M. French: Psychoanalytic Therapy
📖 1950 Psychosomatische Medizin (deutsch 1951)

43 An der Universität Budapest gab es für kurze Zeit zur gleichen Zeit einen Lehrstuhl, der von Sándor Ferenczi bekleidet wurde.

aber durch die Erfahrung mit dem Analytiker eine neue Lösung finden müssten. Danach ist es also nicht so sehr die Einsicht, die durch Deutungen vermittelt wird, als vielmehr die emotionale Erfahrung, die zu Veränderung führt.

Als Reaktion auf solche Veränderungen entstand um 1950 eine neue Orthodoxie in Bezug auf die Technik. Sie entsprang aus dem Bedürfnis, das klassische analytische Verfahren zu definieren und vor Verwässerungen zu schützen. Sie mündete in Eisslers „normative Idealtechnik“[44], die lange die analytische Haltung in den USA beherrschte. Eissler sah in Bestrebungen wie denen von Alexander einen Ausverkauf der Psychoanalyse. Ausschließlich in der Deutung sah er das Instrument der Psychoanalyse. Alles andere seien Abweichungen („Parameter“), die nur in Sonderfällen und unter ganz besonderen Bedingungen statthaft seien.

Auf diese Weise entwickelte sich in der Praxis der orthodoxen Analytiker eine gewisse Starrheit und Unlebendigkeit. Sie hat den Patienten und der Weiterentwicklung der Psychoanalyse sicher mehr geschadet als genutzt.

Ausblick

Die Entwicklung in den USA zwischen 1940 und 1975 hat das Gesicht der Psychoanalyse grundsätzlich verändert. Dazu hat vor allem der Schritt von der Konflikt- zur Ich-Psychologie beigetragen. Die neuen Konzepte haben sich rasch verbreitet. Damit sind die neuen Indikationen, insbesondere die Behandlung von Entwicklungs- und Persönlichkeitsstörungen, fester Bestandteil der Psychoanalyse geworden.

Es zeigte sich im Laufe der Jahre aber auch eine gewisse Verflachung durch den ich-psychologischen Ansatz. Sie entstand aus der Gefahr, mit der Konzentration auf das manifeste Erleben und Verhalten und die Erfordernisse der äußeren Realität die Dimension des Unbewussten aus dem Blick zu verlieren.

Diese Tatsache und die beginnende Rezeption der britischen Objektbeziehungstheorie bewirkten, dass die Bedeutung der Ich-Psycho-

44 Eissler KR (1953) The effect of the structure of the ego on psychoanalytic technique. J Am Psa Assn 1: 104–143

logie als leitendes Konzept ab etwa 1960 wieder zurücktrat. Sie verschmolz mehr und mehr im Amalgam des psychoanalytischen Mainstreams, in den neben der Objektbeziehungstheorie und den interpersonellen Ansätzen nun auch die Selbst-Psychologie mit einging. Dabei ist es sicherlich ein Verdienst der Ich-Psychologie, der Psychologie des Selbst den Weg bereitet zu haben.

3. Vorlesung
London I – Freud oder Klein? Kontroversen um die Kinderanalyse

Die Anfänge in England

Die Psychoanalyse hat in Großbritannien früh Fuß gefasst. Sie etablierte und entwickelte sich fast ausschließlich in London, das vor allem seit der Vertreibung aus Österreich und Deutschland zu einem der wichtigsten Zentren wurde. In den 1920er Jahren fand sie in intellektuellen Kreisen Londons starke Resonanz. Freuds Ideen wurden von der Bloomsbury Group aufgegriffen, einer Gruppe nonkonformistischer Literaten, Maler und Politiker, zu denen u. a. Virginia Woolf gehörte.

In den Universitäten, in der Psychologie und besonders auch in der Psychiatrie gewann sie dagegen in Großbritannien bis heute nur wenig Einfluss. Die Bedeutung des Londoner Zweiges für die internationale Entwicklung scheint wesentlich größer gewesen zu sein als die Bedeutung, die die Psychoanalyse in England selbst erlangt hat.

Mentor und politische Leitfigur der Entwicklung in Großbritannien war Ernest Jones, der in verschiedenen Funktionen Bedeutung in der Psychoanalyse gewann. Die nach dem Ersten Weltkrieg von ihm gegründete Britische Psychoanalytische Gesellschaft entwickelte sich rasch zu einer ansehnlichen Gruppe. Sie hatte 1925 bereits fast 50 Mitglieder. 1924 wurde in London nach Berliner Vorbild ein Ausbildungsinstitut und 1926 eine Poliklinik eingerichtet.

Obwohl der größere Teil der englischen Analytiker ihre Ausbildung auf dem Kontinent absolviert hatte, gab es von Anfang an eine gewisse Eigenständigkeit der britischen Entwicklung. Sie gipfelte zuerst um 1925 in der sog. Freud-Jones-Kontroverse. Anlass dazu war die Unterstützung, die Jones den Auffassungen von Karen Horney über die weibliche Sexualität gewährte. Wie schon berichtet, hatte sie sich gegen Freuds Konzept eines Penisneides als Leitmotiv der weiblichen Entwicklung verwehrt. Jones unterstützte ihre Ideen und erregte damit Freuds Unmut.

Tab. 10: Ernest Jones (1879–1958)

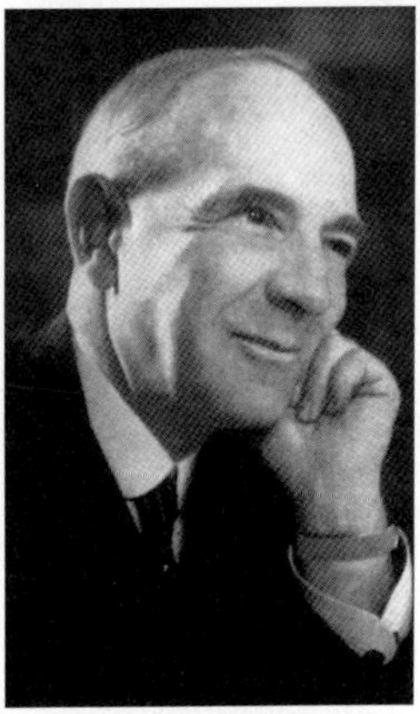

Jones wurde 1879 in einer Kleinstadt in Wales geboren. Bereits mit 16 begann er das Medizinstudium. Danach arbeitete er als Neurologe in London. 1907 besuchte er C. G. Jung in Zürich. 1908 lernte er auf dem Gründungskongress der IPV Freud kennen. Damit begann eine lebenslange Freundschaft, die in einem umfangreichen Briefwechsel dokumentiert ist.[45]

Nach einer Lehranalyse bei Sándor Ferenczi ging er 1908 bis 1916 nach Kanada und in die USA. 1909 begleitete er Freud auf seiner Amerikareise. 1911 bewog er James J. Putnam, die Amerikanische Psychoanalytische Vereinigung zu gründen.

1913 gründete er die Londoner Psychoanalytische Gesellschaft und 1919 die Nachfolgegesellschaft, die Britische Psychoanalytische Gesellschaft, deren Präsident er bis 1944 blieb. Er gehörte zum engsten Kreis um Freud, dem sog. Komitee der Ringträger, die über den Bestand der Psychoanalyse wachen sollten.

1926 lud er Melanie Klein zu Vorträgen nach London ein und veranlasste sie, dort zu bleiben.

Als Präsident der Internationalen Psychoanalytischen Vereinigung (IPV) billigte Jones die Entscheidungen der Psychoanalytiker in Deutschland, die zur Anpassung an den Nationalsozialismus führten.

1938 half er Freud bei der Emigration nach London. Ab 1953 verfasste er eine umfangreiche Freud-Biografie. Sie blieb wegen zahlreicher Unrichtigkeiten und einer verklärenden Interpretation der Figur Freuds umstritten.

Jones starb 1958 in Midhurst in Sussex.

📖 1931 The nightmare
📖 1949 Hamlet and Oedipus
📖 1953–57 Leben und Werk von Sigmund Freud. 3 Bände (deutsch 1960–1962)

45 Freud S, Jones E (1993) Briefwechsel 1908–1939. Fischer, Frankfurt a. M.

Der bedeutendste Schritt aber war die Übersiedlung von Melanie Klein 1927 nach London, wo ihre Vorträge über die Kinderentwicklung mit viel Aufmerksamkeit und Anerkennung aufgenommen worden waren. Mit ihren Theorien stand sie im Gegensatz zu Anna Freud, die ebenfalls Kinderanalysen betrieb.

Melanie Klein gewann rasch Anhänger und einen großen Einfluss auf die englische Psychoanalyse. In der britischen Gesellschaft entstand eine Kleinianische Schulrichtung und an der Tavistock-Klinik in London eine Kleinianische Ausbildung. Zu ihren Förderern gehörten bedeutende Persönlichkeiten, allen voran, wie gesagt, Ernest Jones.

Ab 1930 begann die Immigration von Analytikern aus Deutschland und Österreich. Eine Reihe der Ankömmlinge schloss sich der Kleinianischen Richtung an, andere bildeten die Wiener Gruppe, die an den Freud'schen Konzepten festhielt. 1938 kam auch Freud mit seiner Familie, darunter seine Tochter Anna Freud, nach London ins Exil.

Nach Freuds Tod 1939 entwickelte sich eine heftige Kontroverse zwischen Anna Freud, seiner „Statthalterin", und ihrer Kontrahentin Melanie Klein, die als *controversial discussion* in die Geschichte der Psychoanalyse eingegangen ist.

Inhaltlich ging es um einen Disput zwischen der neuen Objektbeziehungstheorie Melanie Kleins und der klassischen Position der Freudianer, die inzwischen stärker ich-psychologisch orientiert war. Im Zentrum der Auseinandersetzung standen die Bedeutung der frühen Beziehungserfahrungen und die behandlungstechnische Konzeption der Symboldeutung in der Kinderanalyse. Während Anna Freud in ihrer Arbeit einen pädagogisch akzentuierten Ansatz mit Betonung der Abwehrfunktionen des Ichs vertrat, propagierten die Kleinianer die Symboldeutung archaischer Entwicklungsphantasien in Begriffen wie „gute Brust" und „schlechte Brust".

Die Kontroverse um die Kinderanalyse

Die Arbeit mit Kindern war in der Zeit des Ersten Weltkrieges als eine spezielle Anwendung der Psychoanalyse entstanden. Sie war mit dem Versuch verbunden, Psychoanalyse und Pädagogik zu verbinden, und hatte daher eine stark pädagogische Note. In dieser Konzeption trieb Anna Freud die Entwicklung weiter voran. Durch ihre und Melanie

Kleins Bemühungen entwickelte die Kinderanalyse sich zu einer eigenständigen Form der Psychoanalyse.

Anna Freuds Arbeit mit Kindern

Als Anna Freud 1938 mit ihrem pflegebedürftigen Vater und ihrer Lebensgefährtin Dorothy Burlingham nach London kam, war sie bereits 43 Jahre alt und hatte ihr wichtigstes Buch publiziert: „Das Ich und die Abwehrmechanismen“ von 1936[46]. Mit ihrem pädagogischen Ansatz stand sie im Gegensatz zu der Richtung, die Melanie Klein in den 1920er Jahren zu entwickeln begann, die sich mehr den innerseelischen Prozessen als der pädagogischen Förderung widmete.

In London gründeten Anna Freud und Dorothy Burlingham 1940 die Hampstead Nurseries, ein Heim für Kriegskinder, in dem sie bis 1945 Kinder behandelten, die an Folgen von Kriegshandlungen, Evakuierungen und frühen Trennungen erkrankt waren. Diese Kinder waren auch Gegenstand der psychoanalytischen Beobachtungen, in denen sie die Reaktionen auf Trennungen und Traumatisierungen untersuchten. Später kamen Untersuchungen von Kindern aus KZ-Haft hinzu.

Ab 1952 leitete Anna Freud die Hampstead-Klinik, eine kinderanalytische Poliklinik und ein Forschungsinstitut, das heutige Anna-Freud-Center. Sie war ihr Lebenswerk. Hier fanden auch die kinderanalytische Ausbildung und die Ausbildung der Londoner Freud-Gruppe statt.

Ihr wissenschaftliches Werk basiert vor allem auf ihren Erfahrungen in der Arbeit mit Kindern in Behandlung und Forschung. Mit ihren Arbeiten zur Technik der Kinderanalyse setzte sie neue Maßstäbe. Bereits ihr erstes Buch „Einführung in die Technik der Kinderanalyse“, erschienen 1927, enthielt die wichtigsten Auffassungen, die sie später weiter ausarbeitete und bisweilen auch umgestaltete.

46 siehe 2. Vorlesung

Tab. 11: Anna Freud und Dorothy Burlingham

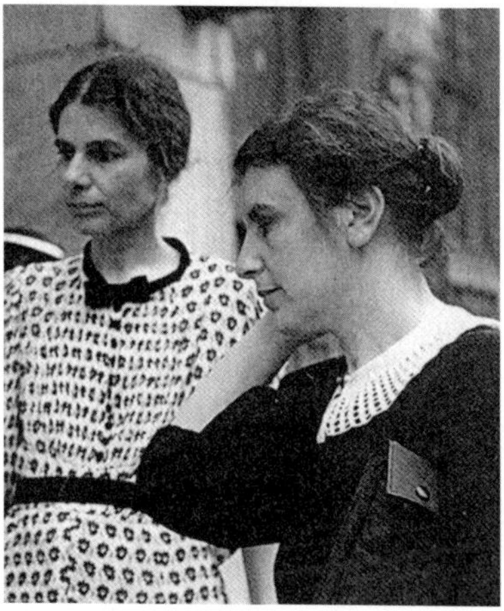

Dorothy Burlingham (links) und Anna Freud beim Vierländertreffen in Budapest 1937

Anna Freud (1895–1982)

Anna war das jüngste Kind und sicherlich die Lieblingstochter von Sigmund Freud.

Als Lehrerin war sie bei Sigmund Freud um 1920 in Lehranalyse. Sie wurde 1922 Mitglied der psychoanalytischen Gesellschaft und behandelte seither bevorzugt Kinder. Sie engagierte sich in Kindergärten, Heimen und in der Pädagogenausbildung. Ab 1926 hielt sie ein Kinderseminar ab, das von späteren Kinderanalytikern besucht wurde.

Mit ihrem Buch „Das Ich und die Abwehrmechanismen" schuf sie 1936 eine Grundlage der Ich-Psychologie.

Zusammen mit ihrer Lebensgefährtin Dorothy Burlingham gestaltete sie nach der Emigration und dem Tod ihres Vaters in den Londoner Jahren die Freud'sche Richtung der Kinderanalyse, die in der Hampstead Klinik, gegründet 1952, dem heutigen Anna-Freud-Center, ihre Heimstatt fand.

Lebenslang betätigte sie sich politisch in der Internationalen Psychoanalytischen Vereinigung. Sie war maßgeblich daran beteiligt, dass die Deutsche Psychoanalytische Gesellschaft nach dem Zweiten Weltkrieg und dem Nationalsozialismus auf dem Internationalen Kongress in Zürich 1949 nicht wieder in die IPV aufgenommen wurde.

Anna Freud starb 1982, im hohen Alter und mit vielen Ehrendoktorwürden ausgezeichnet, in London.

🕮 1927 Einführung in die Technik der Kinderanalyse
🕮 1936 Das Ich und die Abwehrmechanismen
🕮 1965 Wege und Irrwege der Kindheitsentwicklung (deutsch 1967)

Dorothy Tiffany Burlingham (1891–1979)

Dorothy Burlingham war bereits eine bedeutende Kinderpsychologin und Mutter von vier Kindern, als sie sich 1925 mit Anna Freud zusammen tat, mit der sie bis zu ihrem Tode zusammenlebte.

1937 eröffneten beide in Wien einen Kindergarten für Kleinkinder, in dem Anna Freud ihre Studien über Aspekte kindlichen Essverhaltens begann.

1938 übersiedelte sie mit der Familie Freud nach London.

Von 1940 bis 1945 leiteten beide die Hampstead Nurseries, ein Heim für Kriegskinder, bei denen sie den Einfluss von frühen Trennungserfahrungen untersuchten. Später bauten sie die Hampstead Klinik als Poliklinik, Lehr- und Forschungsinstitut auf.

Dorothy Burlingham starb 1979 in London.

🕮 1943–45 Freud A, Burlingham D: Heimatlose Kinder (deutsch 1971)
🕮 1952 Burlingham D: Twins: A study of three pairs of identical twins

Sie ging in ihrer „Technik der Kinderanalyse“[47] davon aus, dass in der Behandlung von Kindern zwei wichtige Elemente fehlen: Die freie Assoziation und die Entwicklung einer Übertragungsneurose. Daher arbeitete sie mit Kindern ganz im Handlungsfeld im Hier und Jetzt der Begegnung. Die Aufgabe der Analytikerin besteht darin, das Material, das insbesondere im Spiel zu Tage tritt, und das Verhalten der Kinder pädagogisch zu beeinflussen und nicht weiter zu deuten. Das ist der wesentliche Unterschied zur Spielmethode von Melanie Klein.

Anna Freud wirkt auf das Über-Ich ein, indem sie Verhalten geschehen lässt, Grenzen setzt, ermutigt oder auf andere Weise Einfluss darauf nimmt. Sie rückt damit gleichsam an die Stelle des Ich-Ideals, von dem aus sie das Über-Ich beeinflusst. Praktisch bedeutet das, sie stellt sich als ein Vorbild für Identifikationen zur Verfügung und stellt damit eine Alternative zum Erziehungsstil der Eltern dar, der die Neurose verursacht hat. Letztlich vermittelt sie auf diese Weise eine neue Erfahrung, die verinnerlicht werden kann.

Die bedeutendste Fortentwicklung dieses Behandlungsansatzes nahm Anna Freud 1945[48] vor, als sie die Abwehranalyse auch in die Kinderbehandlung einführte. Damit trat sie nun, im Gegensatz zu

47 Freud A (1926) Einführung in die Technik der Kinderanalyse. Neuauflage: Reinhardt, München 1966

48 Freud A (1945) Indikationsstellung in der Kinderanalyse. Deutsch in: Die Schriften der Anna Freud. Kindler, München 1980

früher, für die Deutung des Materials in der Analyse ein. Als Material bezeichnete sie Träume, Phantasien, Zeichnungen, Affekte – „kurz alles, was dazu führen kann, Verdrängungen, Verschiebungen und andere Abwehrmechanismen auszulösen“. Deuten bedeutet, „den dahinter verborgenen unbewussten Inhalt aufzudecken“[49]. In der Folge erkannte sie an, dass auch Kinder Übertragungsneurosen entwickeln, die dann Gegenstand der Analyse werden können (1965)[50]. Dazu einige Beispiele[51], die die Richtung von Anna Freuds Behandlungen deutlich machen:

- Eine Jugendliche kam wegen einer Gedächtnislücke (Amnesie), die zwei Jahre lang bestand. Durch Analyse der Abwehr wurde erkennbar, dass mit der Leerstelle eine sexuelle Beziehung ausgespart wurde, welche die Mutter nach dem Tod des Vaters zu einem anderen Mann aufgenommen hatte. Mit der Leerstelle schützte das Ich der Patientin die Mutter vor seiner Kritik.
- Ein 2 ½-jähriges Mädchen wurde wegen aggressiver Verhaltensauffälligkeiten behandelt. Sie biss und kratzte ihre Mutter und schlug um sich. In der Behandlung verschob es die aggressiven Handlungen auf ein Pferd: „Schau, das böse Pferd beißt dich!“ Deutung: Nicht das Pferd ist ärgerlich, sondern Du selbst. Darauf das Kind: „Ich nicht böse, Pferd böse!“
- Eine Dreijährige sitzt mit starr ausgestreckten Fingern da. Die Abwehranalyse bringt ans Licht, dass sie damit Angriffe auf andere Kinder in Schach hält, mit denen sie in ihrer Phantasie beschäftigt ist.

Melanie Kleins Kinderanalysen

In Spielhandlungen von Kindern sah Melanie Klein die Urform emotionaler Kommunikation. Sie hatten für sie den gleichen Stellenwert wie die freien Assoziationen in der Behandlung von Erwachsenen. Sie erschienen ihr sogar näher am Unbewussten, weil sie vom Ich weniger anstößig empfunden werden als die Darstellung des Erlebens in Worten.

---

49 o.a.a., deutsch Seite 1015

50 Freud A (1965) Wege und Irrwege der Kinderanalyse. Deutsch: Huber, Bern, Stuttgart 1967

51 Freud A (1945). o.a.a., deutsch Seite 1035 f

Tab. 12: Melanie Klein (1882–1960)

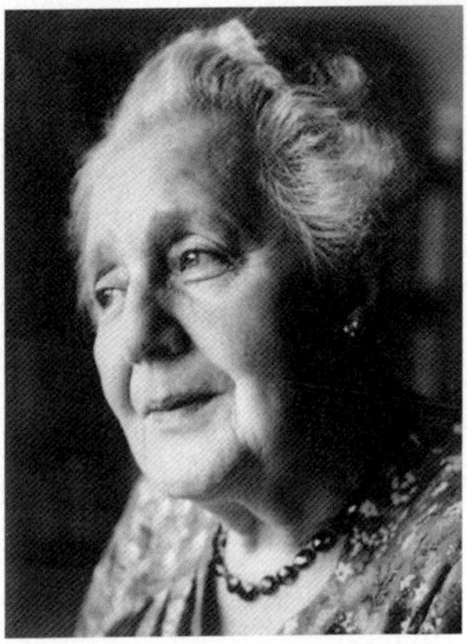

Melanie Klein wurde 1882 als Tochter einer Arztfamilie geboren. Sie war ein ungewolltes und ungeliebtes Kind. Sie verlor zwei ihrer drei Geschwister im Kindesalter.

Mit 21 heiratete sie, unterbrach ihr Studium in Wien und zog in die Provinz, wo zwei ihrer Kinder geboren wurden. 1910 zog die Familie nach Budapest. Dort wurde ihr drittes Kind geboren.

1913 begann sie wegen Depressionen eine Analyse bei Sándor Ferenczi, nachdem ihr erstes Kind und bald darauf ihre Mutter gestorben waren. Ferenczi regte sie an, sich in der Kinderanalyse zu engagieren, die damals noch ganz in den Anfängen steckte.

1919 berichtete sie vor der ungarischen psychoanalytischen Gesellschaft erstmals über ihre Arbeit mit Kindern. Bald darauf verließ sie Budapest wegen des dort herrschenden Antisemitismus und begab sich nach Berlin.

Nach ihrer Scheidung begann sie 1920 eine zweite Analyse bei Karl Abraham.

1923 veröffentlichte sie ihre unkonventionellen Ideen unter dem Titel „Zur Frühanalyse". In Berlin wurde sie deshalb vor allem von Franz Alexander und Sándor Radó bekämpft, während ihr Lehranalytiker Karl Abraham sie unterstützte.

Nach Abrahams Tod ging sie auf Vermittlung von Ernest Jones nach London. Dort gewann sie rasch Anhänger und entwickelte ihre Ideen zu einer Theorie der Objektbeziehungen weiter. Sie wurde – verehrt und angefeindet – Mittelpunkt der Kleinianischen Schule, die ab etwa 1935 entstand.

Zu ihren schärfsten Gegnern gehörten Edward Glover und dessen Lehranalysandin, ihre Tochter Melitta Schmiedeberg, die sie selbst als Kind analysiert hatte. Unversöhnt mit ihrer Tochter starb sie in London 1960 im Alter von 78 Jahren.

📖 1932 Die Psychoanalyse des Kindes (deutsch 1934)
📖 1957 Neid und Dankbarkeit (deutsch 1958)
📖 1962 Das Seelenleben des Kleinkindes[52]

Das regte sie an, die Spiele ihrer kleinen Patienten mit Puppen und Tieren, ihre Zeichnungen oder Gestaltungen aus Knetgummi direkt in Hinblick auf unbewusste Bedeutungen zu analysieren. Sie fand dabei, dass Kinder schon von Geburt an einen Konflikt zwischen Aggression und Liebe erleben. Dieser Konflikt prägt schon die frühesten Beziehungen und bewirkt, dass archaische Ängste entstehen, die abgewehrt werden müssen. Diese Ängste manifestieren sich in der Behandlung in indirekter Form in Spielen, in denen die Kinder, wie sie glaubte, einen psychoseähnlichen Zustand erleben.

Sie entschloss sich, diese Ängste direkt in Hinblick auf unbewusste Phantasien zu interpretierten. Sie brachte sie mit archaischen Phantasien über verfolgende und versorgende mütterliche Funktionen in Zusammenhang und sprach von einer „guten" versorgenden und einer „schlechten" verfolgenden Brust.

Das folgende kurze Zitat soll ein Licht auf die Art der Spielanalyse bei Melanie Klein werfen. Es handelt sich um die erste Behandlungsstunde des vierjährigen Dick, der kognitiv retardiert war und kaum Gefühlsregungen zeigte.

„Als ich ihm die vorbereiteten Spielsachen brachte, betrachtete er sie völlig interesselos. Ich stellte dann einen größeren neben einen kleineren Zug und benannte sie ‚Papa-Zug' und ‚Dick-Zug'. Er nimmt hierauf den kleineren [...] und lässt ihn zum Fenster fahren und sagt: ‚Station'. Ich erkläre: ‚Station ist Mutti – Dick fährt in die Mutti'. Er lässt darauf den Zug sein, läuft [in einen Nebenraum], schließt sich dort ein, sagt dabei: ‚dunkel'. Ich erkläre: ‚Dunkel in Mutti, Dick ist in dunkler Mutti'."[53]

Mit solchen Symboldeutungen übersetzte Melanie Klein fortlaufend die Handlungen der Kinder in Gedanken. Sie beschrieb den Kindern unbefangen ihre unbewussten Phantasien, die sie in ihren Spielen entdeckte. Diese Symboldeutungen von Spielhandlungen sind das wichtigste Element ihrer Kinderanalysen.

Die kleinen Patientinnen Erna, Ruth und Rita[54] halfen ihr, das Unbewusste der Kinder besser zu verstehen. Sie entwickelten panische Ängste, als sie mit ihr allein im Behandlungsraum bleiben muss-

52 Deutschsprachiger Sammelband mit den Übersetzungen der bedeutendsten Schriften von Melanie Klein: Klett, Stuttgart 1962

53 Aus: Klein M (1930) Die Bedeutung der Symbolbildung für die Ich-Entwicklung. In: Klein M (1962) Das Seelenleben des Kleinkindes. Klett, Stuttgart, Seite 36

54 Klein M (1932) Die Psychoanalyse von Kindern. Internat. Psychoanalyt. Verlag, Wien 1934

ten. Es nutzte nichts, sie in konventioneller Weise zu beruhigen und zu trösten. Erst nachdem sie ihnen die Verlassenheitsängste und die Projektion feindseliger innerer Objekte und Gefühle direkt gedeutet hatte, beruhigten sie sich. Das war für sie der Beweis, dass Kinder Deutungen aufnehmen und konstruktiv umsetzen können.

Nach Kleins Auffassung regredierten die Kinder in der Analyse in einen psychoseähnlichen Zustand. Dieser Ausgangspunkt führte dazu, dass ihre Konzepte später auch in der Arbeit mit Psychotikern Anwendung fanden. Psychotische Symptome und Spielhandlungen von Kleinkindern erschienen als Ausdrucksformen vergleichbarer Ich-Zustände.

Anna Freud und Melanie Klein im Vergleich

Melanie Klein und Anna Freud entwickelten ihre Auffassungen unabhängig von einander, wobei beide als Pioniere in einem Gebiet zu sehen sind, das sich neu entwickelte. Der wesentliche Unterschied ist der Umgang mit dem analytischen Material.

- Anna Freud setzte auf die Sprache. Sie setzte für ihre Behandlungen Sprachfähigkeit voraus und arbeitete vornehmlich mit Kindern in der Latenz, also zwischen fünf und zehn Jahren. Melanie Klein baute vor allem auf die Spielhandlung. Sie arbeitete vor allem mit kleinen Kindern, auch mit solchen in der vorsprachlichen Entwicklung, z. B. mit Zweijährigen.
- Anna Freud ging pädagogisch mit dem Material um und entschloss sich erst später zu deuten, Melanie Klein verwendete von Anfang an Symboldeutungen.

Die Unterschiede zwischen beiden haben auch verschiedene Wurzeln. Anna Freud wuchs ganz in der Tradition ihres Vaters und seiner ödipalen Konfliktpsychologie auf, während Melanie Klein von Sándor Ferenczi her kam, der sich schon damals vorrangig mit präödipalen Beziehungen beschäftigte.

Die „Controversial Discussion" und die Dreierlösung

Die Auseinandersetzungen zwischen Freudianern und Kleinianern um die „richtige" Behandlung waren unversöhnlich und bedrohten in den 1940er Jahren den Zusammenhalt der psychoanalytischen Gruppe in London. Um das Klima zu entschärfen, wurden die Dis-

Tab. 13: Die Londoner Gruppenbildung nach der *controversial discussion*

- **Kleinianer**
  Paula Heimann, Susan Isaacs, Melanie Klein, Joan Riviere, Hanna Segal; später Wilfred Bion und Herbert Rosenfeld
- **Freudianer**
  Dorothy Burlingham, Anna Freud, Heinz Foulkes (Fuchs), Willi und Hedwig Hoffer
- **Mittelgruppe**
  Alice und Michael Balint, John Bowlby, William Ronald Fairbairn, Harry Guntrip, Masud Khan, James Strachey, John Sutherland, Clare und Donald Winnicott

kussionen schließlich formalisiert. Das Ergebnis war die Einrichtung von drei autonomen Gruppen innerhalb der britischen Gesellschaft: Die Kleinianer, die Freudianer und eine heterogene Mittelgruppe. Die Mittelgruppe war die größte. Sie bestand aus einer Reihe von „unabhängigen“ Einzelpersönlichkeiten, die nicht im Sinne hatten, eigene Schulen zu gründen. Insofern ist es irreleitend, dass sie auch als „britische Schule“ bezeichnet werden. Jede Gruppe betrieb ihre eigene Ausbildung und hatte ihre eigenen Ausschüsse.

Diese Lösung ist in der Geschichte der Psychoanalyse einmalig. Sonst kam es angesichts grundsätzlicher Meinungsverschiedenheiten zu Spaltungen und Dissidenz. Dass der Zerfall der britischen Gruppe vermieden wurde, mag daran liegen, dass die Bedrohungen im Kriege und durch den gemeinsamen Gegner, den Nationalsozialismus, Kräfte mobilisierten, die den Zusammenhalt gewährleisteten.

Mit der Dreierlösung waren die Spannungen allerdings nur kanalisiert, aber nicht aufgelöst. Erst nach dem Tode von Melanie Klein, die 1960 starb, entwickelte sich wieder mehr Gemeinsamkeit, so dass die Auffassungen der *contemporary Freudians* und der Postkleinianer sich einander inzwischen ein wenig angenähert haben, wohingegen Autoren der Mittelgruppe wie Winnicott oder Balint von vorn herein auf beide Konzeptionen Bezug genommen haben.

Nachdem eine gewisse Verständigung zwischen den Gruppen hergestellt worden war, wurde London zum unumstrittenen Mittelpunkt der Psychoanalyse in Europa. Die Kleinianische Schule entwickelte eine starke Ausstrahlung in Richtung Südamerika. Von dort kam eine Vielzahl von Interessenten in die Ausbildung nach London. Bedeutende Persönlichkeiten wie Herbert Rosenfeld, Susan Isaacs, Hanna Segal und Betty Joseph prägten die Gruppe und entwickelten die Theorien von Melanie Klein weiter.[55] Kleinianische Konzepte wie die projektive Identifikation und die schizoid-paranoide Position wurden zunehmend rezipiert. Entscheidende Anstöße für das Verständnis der Gegenübertragung gingen von Paula Heimann aus. Schließlich erweiterte Wilfred Bion mit seinen innovativen Ideen über das Denken und die Entstehung seelischer Strukturen das gesamte psychoanalytische Feld weit über die Kleinianische Richtung hinaus.

Hingegen blieb die Bedeutung von Anna Freud nach 1950 auf den Bereich der Kinderanalyse und der Entwicklungspsychologie Freudianischer Prägung begrenzt. In ihrem Buch „Wege und Irrwege der Kindheitsentwicklung" fasste sie 1965 ihr Entwicklungsmodell zusammen. Sie hielt darin am Modell der Triebkonflikte als Leitlinie der Entwicklung fest und beschrieb verschiedene Entwicklungslinien, die für die Strukturbildung maßgeblich sind. Dazu gehört z. B. die Linie von der Abhängigkeit über die Autonomie hin zur erwachsenen Bezogenheit. In ihrer Betrachtung blieben die Triebe aber immer wichtiger als die Objekte, auf die sie sich richten.

Die sogenannten Unabhängigen haben sich zwischen diesen beiden Blöcken weniger zu einer kohärenten Gruppe entwickelt. Profilierte Einzelpersönlichkeiten nahmen aber starken Einfluss auf das psychoanalytische Denken.[56] In dieser Vorlesung werden zwei Persönlichkeiten gewürdigt: Michael Balint und Donald W. Winnicott. Beide widmeten sich vor allem der frühen Mutter-Kind-Beziehung und orientierten ihre Behandlungstheorie an der Interaktion zwischen Selbst und (äußerem) Objekt. Sie unterschieden sich dadurch von den Kleinianern, die die Objektbeziehung als Interaktion zwischen dem Selbst und phantasmatischen inneren Objekten untersuchten.

Michael Balint hat mit seinem Konzept der Grundstörung das Verständnis und die Behandlungstechnik der präödipalen Pathologie fundamental verändert. Donald Winnicott hat mit dem Konzept der Übergangsphänomene entscheidende Anstöße für das Verständnis der „frühen Störungen" gegeben.

55 Bott Spilius E (Hg) (1988) Melanie Klein heute (Bd 1 und 2) (Dt. 1990)

56 Kohon G (Hg) (1986) The British school of psychoanalysis. The independent tradition

Tab. 14: Bedeutende Beiträge aus der Gruppe der britischen Unabhängigen

Balint M	🕮 (1959) Angstlust und Regression (deutsch 1960)
Balint M	🕮 (1968) Therapeutische Aspekte der Regression (deutsch 1970)
Fairbairn WRD	🕮 (1963) An object relations theory of the personality
Guntrip H	🕮 (1969) Schizoid phenomena, object relations and the self
Khan M	🕮 (1974) Selbsterfahrung in der Therapie (deutsch 1977)
Winnicott DW	🕮 (1958) Von der Kinderheilkunde zur Psychoanalyse (deutsch 1976)
Winnicott DW	🕮 (1971) Vom Spiel zur Kreativität (deutsch 1973)

Vgl. auch den Reader von Kohon G (Hg) (1986) The British school of psycho-analysis. The independent tradition

4. Vorlesung
London II – Paradigmenwechsel
Von der Ein-Personen-Psychologie zur Objektbeziehungstheorie

Weit über den Rahmen der Kinderanalyse hinaus wurden Melanie Kleins Schlussfolgerungen aus der Arbeit mit Kindern zur Basis einer völlig neuen Sichtweise in der Psychoanalyse. Diese hat sich als Objektbeziehungstheorie etabliert. Sie hat völlig neue Entwicklungen angestoßen und beherrscht heute das psychoanalytische Denken.

Dabei umfasst der Begriff „Objektbeziehungstheorie" verschiedene Schulrichtungen. Maßgeblich für die Entwicklung zwischen Freuds Tod und der Zeit um 1975 waren die Beiträge der Londoner Kleinianer und der Gruppe der Unabhängigen, die im Folgenden gewürdigt werden.

Der Ansatz der Objektbeziehungstheorie

Diese Theorie konzentriert sich nicht mehr wie Freud auf die innerseelischen Prozesse und die Dynamik zwischen Trieben und Instanzen. Sie betrachtet vielmehr die zwischenmenschlichen Erfahrungen als den Gegenstand ihrer Beobachtung. Dabei erkannte sie den Einfluss von Trieben und Affekten durchaus an. Man kann sagen:

- Freud denkt von den Trieben her, die sich auf Objekte richten.
- Die Objektbeziehungstheorie zentriert dagegen auf die Beziehungserfahrungen, die auch von Trieben motiviert sind. Sie nimmt an, dass Erfahrungen aus frühen Beziehungen sich als innere Objekte niederschlagen, die das Erleben prägen und Motivationen schaffen.

Ich will den Unterschied zwischen dem Freudianischen und dem Kleinianischen Ansatz an einem kleinen Beispiel verdeutlichen:

Eine Patientin beginnt ihre Analysestunde mit der Bemerkung: „Heute ist es mir schwer gefallen, herzukommen.“ Dem Analytiker erscheint das zunächst als Aggression, die sich gegen ihn richtet. Dann fällt ihm ein, dass die Patientin beim Hinausgehen nach der letzten Stunde einer Mitpatientin begegnet ist. Er fragt sich, ob das der Grund sein kann, dass die Patientin ihn heute angreift.

- Der Freudianische Analytiker denkt nun zuerst daran, dass die Patientin sich vor aggressiven Affekten und Triebregungen fürchtet, die sich auf ihn als Analytiker richten, weil sie glaubt, dass er die Mitpatientin bevorzugt. Er vermutet hinter dem Hass libidinöse Regungen, die durch die Begegnung mit der Mitpatientin frustriert worden sind. Er versucht nun, ihr zu helfen, diese Regungen zu erkennen und anzunehmen.
- Der Kleinianische Analytiker fragt sich dagegen, welche Beziehungserfahrungen und welches innere Objekt sie auf den Analytiker projiziert. Er glaubt, dass durch die Begegnung ein frustrierendes inneres Objekt in ihr lebendig geworden ist, das sie nun mit feindseligen Gefühlen bekämpft. Er deutet, dass ihre Idee, nicht zu kommen, ein Versuch ist, den Analytiker vor feindseligen Gefühlen, also vor einem bösen inneren Objekt zu schützen. Eine andere Sichtweise wäre die Deutung: „Sie möchten nicht kommen, weil Sie ein böses inneres Objekt in sich zur Ruhe bringen wollen.“

Dieses Beispiel macht die unterschiedliche Sichtweise deutlich: Der Kleinianer sucht nach verinnerlichten Beziehungserfahrungen mit Objekten, die durch aktuelle Begegnungen lebendig werden. Sein Interesse gilt den unbewussten inneren Objekten. Der Freudianische Analytiker geht davon aus, dass verdrängte libidinöse Regungen den Widerstand begründen. Dabei geraten Triebe und Verbote im Über-Ich sowie die Abwehrleistungen des Ich in das Zentrum der Betrachtung.

Paradigmenwechsel

Mit dem Aufkommen der Objektbeziehungstheorie um 1950 verschob sich der Fokus der Psychoanalyse von der innerseelischen Struktur hin zu den Beziehungen. Michael Balint spricht von der neuen Richtung als

Zwei-Personen-Psychologie[57]. Dieser Wechsel des Blickwinkels betrifft sowohl die Betrachtung der Entwicklung als auch die der späteren Beziehungsgestaltung und der therapeutischen Prozesse.

Wegweisend für das Verständnis des Menschen ist für diese Sichtweise die primäre Bezogenheit, d. h. die psychologisch wirksame Eingebundenheit des Selbst in die Beziehung zum menschlichen Gegenüber vom Beginn des Lebens an. Damit rücken in Hinblick auf die Lebensgeschichte und die Ätiologie psychischer Störungen die frühen Entwicklungsstadien und Erfahrungen in das Zentrum der psychoanalytischen Betrachtung.

Diese Betrachtung führte zu einer Neubewertung der Zeit vor dem Ödipuskomplex, d. h. der präödipalen drei, vier Lebensjahre, in denen es um grundsätzliche Fragen des Daseins, um Sicherheit und Urvertrauen, um Versorgung und Spiegelung und um die Entwicklung basaler Fähigkeiten und Fertigkeiten geht. Dahinter treten die Erforschung von Konflikten, die durch sexuelle und aggressive Triebregungen hervorgerufen werden, und die Bedeutung des Ödipuskomplexes der späteren Kindheit zurück. Zentral werden nun die verinnerlichten Beziehungserfahrungen, d. h. die bewussten und unbewussten Vorstellungen, die ein Mensch von sich, seinen Bezugspersonen und den Beziehungen hat.

Die Entwicklung der Objektbeziehungstheorie wird heute vor allem mit dem Werk von Melanie Klein in Zusammenhang gebracht. Tatsächlich war die Strömung, welche die Libidotheorie Freuds in den Jahren um 1930 in England relativierte und begann, den Objektbeziehungen viel größere Bedeutung beizumessen, jedoch viel breiter. Vertreter dieser Strömung, die eine relative Unabhängigkeit bewahrten, waren Michael Balint, William Ronald Fairbairn und seine Schüler Harry Guntrip und John Sutherland sowie Donald W. Winnicott. Diese Analytiker schlossen sich nicht der Kleinianischen Schule an, sondern bildeten nach der *controversial discussion* zwischen der Freudianischen und der Kleinianischen Richtung die Mittelgruppe der britischen Unabhängigen.

57 Balint M (1949) Wandlungen der therapeutischen Ziele und Techniken in der Psychoanalyse. In: (1965) Die Urformen der Liebe und die Technik der Psychoanalyse. Huber/Klett, Bern/Stuttgart 1966

Melanie Klein und die Objektbeziehungstheorie

Melanie Klein hat nicht nur Grundlagen für die Technik der Kinderanalyse geschaffen. Auf der Basis ihrer Arbeit mit Kindern hat sie auch die Theorie der Psychoanalyse weit über ihre eigene Schulrichtung hinaus wesentlich bereichert. Ihre bedeutendsten Innovationen sind ihr Entwicklungskonzept mit der Beschreibung von zwei alternierenden Entwicklungspositionen, die sie die paranoid-schizoide und die depressive Position nannte, und ihre Beschreibung der projektiven Identifikation als Abwehrmechanismus.

Das Kleinianische Entwicklungskonzept

Kleins Arbeiten zur frühen Entwicklung sind ihr bedeutendster Beitrag zur psychoanalytischen Theorie. Nach ihrer Auffassung bilden Erfahrungen eine innere Welt, die für den Menschen genauso real ist wie die Außenwelt. Danach werden angeborene unbewusste Phantasien unter dem Einfluss von Beziehungserfahrungen zu inneren, d. h. phantasmatischen Objekten verarbeitet. Diese stellen allerdings kein einfaches Abbild der frühen Bezugspersonen und der Erfahrungen mit ihnen dar, sondern sie sind das Ergebnis von Veränderungen unter dem Einfluss von sadistischen Trieben und Phantasien und den Verarbeitungsmechanismen, die je nach dem Entwicklungsstand der psychischen Organisation unterschiedlich sind. Auf diese Weise erscheinen die inneren Objekte durchaus verschieden von den Bezugspersonen der äußeren Welt. Da zumindest am Anfang des Lebens sadistische Triebe[58] vorherrschen, erscheinen sie grausamer und verfolgender.

Innere Objekte bewahren ihr Eigenleben. Sie agieren intrapsychisch wie reale Objekte der Außenwelt. Man kann mit ihnen verschmelzen (Identifikation), sie ausstoßen (Projektion) und sie in andere hineinprojizieren (projektive Identifikation).

Anfangs werden Einzelerfahrungen verinnerlicht. Dadurch werden unbewusste Phantasien zu sogenannten Teilobjekten ausgestaltet. So entsteht zum Beispiel unter der Einwirkung der Sättigung im Stillakt das unbewusste Teilobjekt einer „guten Brust". Die anfäng-

58 Deutsch in: Klein M (1962) Das Seelenleben des Kleinkindes. Klett. Stuttgart

Tab. 15: Die bedeutendsten Arbeiten zum Entwicklungskonzept von Melanie Klein[59]

- 📖 1935 Zur Psychogenese manisch-depressiver Zustände: Beschreibung der depressiven Position
- 📖 1946 Bemerkungen über einige schizoide Mechanismen: Beschreibung der paranoid-schizoiden Position und der projektiven Identifizierung
- 📖 1957 Neid und Dankbarkeit: Genauere Beschreibung der projektiven Identifizierung

liche innere Welt besteht also aus nicht weiter miteinander verbundenen Teilobjekten. Diese werden später zu ganzen Objekten verbunden und es werden weitere „ganze" Objekte verinnerlicht. Damit verändert sich die innere Welt.

Der Übergang von der Welt der Teilobjekte zur Welt der integrierten, ganzheitlichen Objekte ist der Angelpunkt des Klein'schen Entwicklungskonzeptes. Er markiert den Übergang zwischen den beiden Positionen, welche die seelische Struktur der frühen Entwicklung prägen. Melanie Klein bezeichnet sie als „paranoid-schizoide" und „depressive" Position.

Sie sind dadurch gekennzeichnet und unterschieden, wie sich das Kind mit seinem in Entwicklung befindlichen Ich unter dem Einfluss von Liebe und Hass mit seinen primären Bezugspersonen in Beziehung setzt. Hier schließt Melanie Klein an Freuds letzte Triebtheorie an. Liebe entsteht unter dem Einfluss des Eros, des Lebens-(bzw. Liebes-)triebes, Hass unter dem Einfluss des Todestriebes. Entscheidend für ihr Konzept der Objektbeziehungstheorie ist aber, dass sie die Einbettung in Beziehungen untersucht und nicht den Trieb als solchen.

Die paranoid-schizoide Position

Klein sieht den Menschen am Beginn des Lebens archaischen Kräften und Ängsten ausgesetzt. Aufgrund seiner psychischen Unreife wird er von Liebe und Hass gegenüber seinen Bezugspersonen überwältigt. Zur Bewältigung setzt er primitive Abwehrmechanismen ein, insbesondere

59 Melanie Klein übernimmt das Konzept des Todestriebes von Sigmund Freud (1920).

- die Spaltung des ganzheitlichen Selbst- und Objekterlebens in ideale und verfolgende Teilaspekte und
- die Verlagerung von Affekten und Vorstellungen nach außen.

Auf diese Weise ist der Mensch anfangs nicht in der Lage, sich und die anderen in ihrer Vielfalt und Ganzheit zu erfassen. Er kann nicht erkennen, dass die einzelnen, widersprüchlichen Teile zusammen gehören und Eigenschaften derselben Person sind, des Selbst oder der Objekte. Er kann auch die Grenze zwischen sich und den anderen nicht sicher erkennen. Innen und Außen haben für ihn dieselbe Qualität.

Der Mensch lebt anfangs in einer Welt, in der gute und böse Selbst- und Objektanteile (Teilobjekte), die aus ein und derselben Beziehung stammen, unverbunden nebeneinander stehen, als hätten sie nichts miteinander zu tun. Ebenso steht ein verfolgendes Über-Ich einem idealisierenden Ich-Ideal polar gegenüber. Diese subjektive Welt nennt Melanie Klein die paranoid-schizoide Position (psP).

Die paranoid-schizoide Position bestimmt die ersten Lebensmonate. Nach dem Verlust des schützenden Mutterleibes beherrschen Verfolgungsängste in dieser Zeit das Erleben. Melanie Klein sieht darin eine Auswirkung der destruktiven Tendenzen des Todestriebes. Hier ist sie ganz Freudianerin.

Die Spaltung in „gute", beschützende und versorgende und in „böse", verfolgende und versagende Teilobjekte kann diese Ängste mäßigen. In dieser Zeit nimmt das Kind nur bestimmte Funktionen der Mutter und anderer bedeutender Bezugspersonen wahr, zum Beispiel die Fürsorge, und erlebt sie so, als seien sie autonome Objekte. Hervorragend sind dabei die Brust, die Hände und die Stimme. So entsteht z. B. durch Sättigung die Phantasie, eine gute Brust in sich zu tragen, während Hunger mit der Phantasie verbunden ist, der verfolgenden Brust im eigenen Innern ausgeliefert zu sein.

Der Einfluss der verschiedenen Teilobjekte auf das Erleben lässt sich in der Babybeobachtung direkt erkennen. Er bewirkt ein Schwanken zwischen polaren Ich-Zuständen. Sie werden als ideales oder verfolgtes Selbst auseinander gehalten. Das Kind wirkt unter dem Einfluss des „guten" Selbstzustandes zufrieden und ruhig. Unter dem des „bösen" wirkt es ängstlich und schreit. Der rasche Wechsel zeigt, wie labil das Erleben auf dieser Organisationsstufe ist.

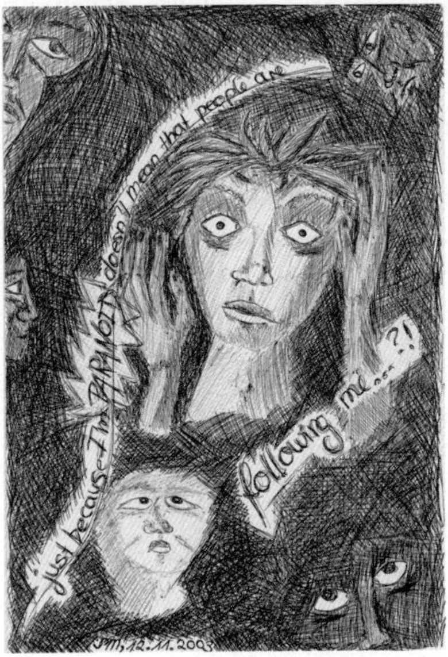
just because I'm PARANOID doesn't mean that people are
following me...?!

Abb. 8: Stephanie S. K. Marbach: Paranoid (2003): Darstellung der Welt verfolgender Teilobjekte der paranoid-schizoiden Position.

Die depressive Position

Durch die alltäglichen Beziehungen, insbesondere zur Mutter, macht ein Kind die vielfältigsten Erfahrungen. Dabei kann es bei einer stimmigen Grundbeziehung auf Dauer viel mehr gute als schlechte Erfahrungen sammeln und verinnerlichen. Das stärkt sein Ich. Mit zunehmender Reife gelingt ihm eine Integration der guten und schlechten Teilobjektvorstellungen. Die Verfolgungsängste werden schwächer und die primitive Abwehr, Spaltung und projektive Verlagerung nach außen, treten zurück.

Auf diese Weise wandeln sich die innere und äußere Welt. Was nun entsteht, nennt Melanie Klein die depressive Position. Sie beginnt spätestens mit dem zweiten Lebenshalbjahr. Zunehmend vermag das Kind, die Mutter und sich selbst als ganze Objekte wahrzunehmen. Es beginnt, Mund, Brust und Hände als Teile der Mutter zu erleben und sie als Person zu erkennen. Es begreift, dass die enttäuschende, gefürchtete Mutter und die geliebte, fürsorgliche ein und dieselbe Person sind.

Durch Identifikation wird das Ich weiter gestärkt. Dadurch können Ängste und Frustrationen leichter ertragen werden. Auch die

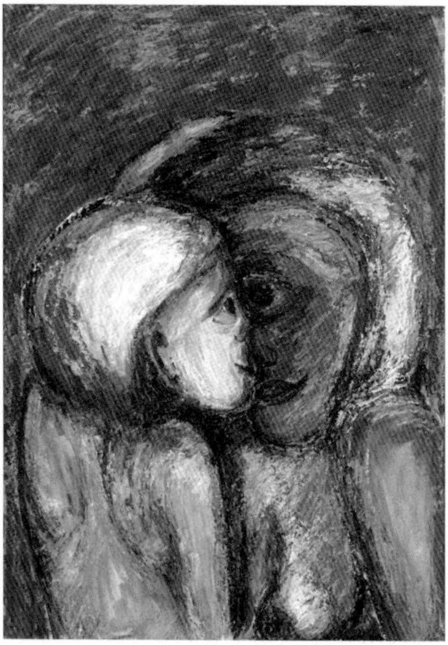

Abb. 9: Artur Ingo Majewski (1976): Mutter und Kind. In der depressiven Position erscheinen Selbst und Objekt ganzheitlich und von einander getrennt.

Erinnerung an die Mutter wird auf Dauer bei ihrer Abwesenheit bewahrt. Das Kleinkind beginnt anzuerkennen, dass die Mutter eine getrennte Person ist, die auch ein Eigenleben führt. Zugleich wird ihm bewusst, dass es total von ihr abhängig ist. Damit wächst die Angst, die Mutter zu verlieren. Daraus entsteht Wut, die nach Klein die Wurzel von Verlustängsten wird, die diese Position beherrschen.

Die Beschäftigung mit der Mutter als einem „ganzen“ Objekt bringt eine Reihe von Gefühlsregungen und Einstellungen hervor, die den Reifungsschritt von der paranoid-schizoiden zur depressiven Position markieren. Dazu gehört die Ambivalenz. Sie wird durch die Wahrnehmung widersprüchlicher Eigenschaften an einem Objekt hervorgerufen. Dazu kommt die Sorge um den anderen, Schuldgefühle über die eigenen aggressiven Regungen und das Bedürfnis nach Wiedergutmachung. Dabei sind die Vorstellungen über ein beschädigtes Objekt außen immer mit der Vorstellung verknüpft, im eigenen Innern ein beschädigtes Objekt zu beherbergen.

Äußere und innere Welt stehen also bei Klein in einer unauflösbaren Verbindung. Sie ist ein Ausdruck der unauflösbaren Verknüpfung zwischen Selbst und Objekt.

Am Ende dieser Entwicklung erlebt das Kind die Mutter auch in ihren eigenen Beziehungen. Damit ist das anfangs dyadische Erleben trianguliert und andere Personen, der Vater und die Geschwister, spielen zunehmend eine Rolle. Erstmals tritt nun auch Eifersucht auf. Das Ich des Kindes ist jetzt soweit entwickelt, dass reife Verarbeitungs- und Abwehrmechanismen eingesetzt werden können, insbesondere Verdrängung und Sublimierung. Damit entstehen neue Wege des Erlebens, die zur Grundlage von Denkprozessen werden.

Der Begriff „Position"

Absichtlich spricht Melanie Klein von Positionen und nicht wie Freud von Phasen der Entwicklung. Damit betont sie die Möglichkeit, dass sich das Funktionieren zwischen beiden Positionen hin und her bewegen kann und die Entwicklung niemals in dem Sinne endgültig abgeschlossen ist, dass nur noch eine Position besteht. Allerdings ist das Vorherrschen der depressiven Position ein Zeichen von seelischer Reife.

Während Freud mit seinem Konzept der Phasen eine progressive Entwicklung annimmt, die letztlich mit der Überwindung des Ödipuskomplexes zur seelischen Reife führt, ist Klein offener. Die Aktivierung der schizoid-paranoiden Position ist für sie das Kennzeichen einer schweren seelischen Belastung. Sie bedeutet aber nicht unbedingt Psychopathologie. Deshalb vermeidet sie auch den Begriff der Regression.

Nach ihrer Meinung geraten wir im Laufe unseres Lebens immer wieder in Situationen, in denen die Organisationsstufe der depressiven Position aufgegeben und die schizoid-paranoide Position aktiv wird. In solchen Situationen werden wir von Rückzug, Verfolgungsängsten und Erleben von Teilobjekten bestimmt. Das führt zu Schwarz-Weiß-Denken, untröstlichem Katastrophendenken und anderen paranoiden Zuständen.[60]

Die Verwendung psychiatrischer Begriffe für diese Positionen ist allerdings irreführend. Paranoid-schizoid und depressiv soll lediglich auf die vorherrschenden Ängste und Abwehrmechanismen verweisen, nicht aber auf psychiatrische Syndrome.

---

60 Dieser Gedanke ist von Bion (1957) weiter entwickelt worden. Er nimmt an, dass die depressive Position niemals vollständig erreicht werden kann, weil die depressiven Ängste letztlich nur durch Spaltungsabwehr bewältigt werden können. Siehe: Bion W (1957) Zur Unterscheidung von psychotischen und nicht-psychotischen Persönlichkeiten. Deutsch in: Bott Spillius E (1999) Melanie Klein heute. Bd 1. Klett-Cotta, Stuttgart

- In der paranoid-schizoiden Position sind es vor allem Verfolgungsängste, die daraus entstehen, dass archaische Aggressionen vor allem durch Spaltung und Projektion abgewehrt werden.
- In der depressiven Position sind es Verlustängste, die durch die Wahrnehmung totaler Abhängigkeit von einem anderen entstehen. Die Abwehr besteht vor allem in der Verleugnung der Angriffe auf das abwesende Objekt und in der Wiedergutmachung.

Die Bewältigung dieser Ängste gehört zu jeder normalen Entwicklung. Sie erfordert ein hohes Maß an Einfühlung und Unterstützung durch die Mutter als Primärobjekt und durch die ganze Umgebung.

Die projektive Identifizierung (PI)

Der zentrale Abwehr- und Bewältigungsmechanismus der paranoid-schizoiden Position ist neben der Spaltung die Verlagerung von unverträglichen Gefühlen und Vorstellungen durch Projektion nach außen. Er ist einer der Hauptmechanismen der paranoid-schizoiden Position.

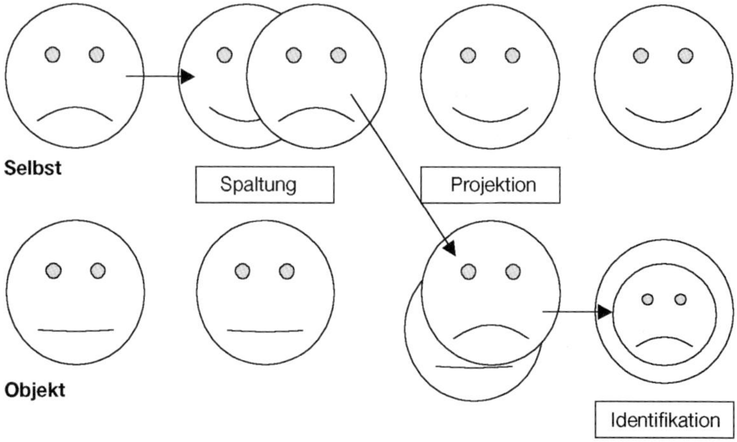

Abb. 10: Bei der projektiven Identifizierung befreit sich das bedrängte Selbst von abgespaltenen unerträglichen Selbstanteilen ☹, indem es diese zunächst auf eine Bezugsperson 😐 projiziert. Diese wird unter Druck gesetzt, sich so zu verhalten, wie es der Projektion entspricht. Dadurch nimmt sie die Eigenschaft des projizierten Selbstanteils ☹ an und verändert sich. Das Selbst ist den abgespaltenen Selbstanteil dann los und ist entlastet ☺.

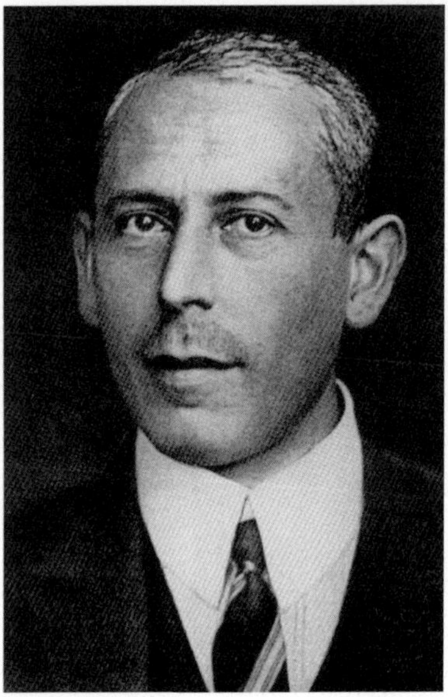

Abb. 11: Karl Abraham war Melanie Kleins Lehranalytiker. In seiner Beschreibung manisch-depressiver Zustände von 1924 fand sie Anregungen für das Konzept der projektiven Identifizierung.

Dieser Mechanismus wird eingesetzt, wenn das fragile Ich des unreifen Menschen durch destruktive Erlebnisse bedroht wird. Gleichsam zur Selbstrettung werden überbordende aggressive Phantasien dann abgespalten und aus dem Selbst ausgestoßen und so erlebt, als würden sie zu einem anderen, nämlich zum äußeren Objekt gehören. Dann erscheint die andere, die Mutter, verfolgend und bedrohlich.

Auf der Stufe der paranoid-schizoiden Position bleibt es aber nicht bei dieser Projektion. Es kommt ein weiterer Schritt hinzu. Er besteht darin, dass das Gegenüber dazu gebracht wird, unbewusst auf die Projektion zu reagieren und sich so zu verhalten, wie der Säugling es in seiner Projektion phantasiert. Die Mutter, die durch das verängstigte Schreien ihres Säuglings genervt ist, gibt ihm nun tatsächlich einen Klaps und ist dann das aggressive Objekt, das der Säugling sich in seiner Projektion vorstellt. Auf diese Weise ist das aggressive innere Objekt aus der Sicht des Säuglings draußen, nämlich in der Mutter. Aus der Sicht der Mutter kann man sagen, sie hat sich mit der Projektion des Säuglings identifiziert. Auf diese Weise können unerträgliche (in diesem Fall aggressive) Selbstaspekte im anderen kontrolliert werden.

Melanie Klein hat diesen Mechanismus 1946 in ihrer klassischen Arbeit über die schizoiden Mechanismen beschrieben und mit dem

Begriff „projektive Identifikation" bezeichnet. Anregungen dazu fand sie in der Beschreibung manisch-depressiver Zustände bei ihrem Lehranalytiker Karl Abraham[61]. Er beschrieb 1924[62], wie innere Objekte in die äußere Welt projiziert werden. Klein erkannte, dass die projektive Identifizierung von Geburt an wirksam ist und erst im Laufe der Reifung an dynamischer Kraft verliert.

Die Idee einer Auslagerung von unerträglichen Gefühlen und Aspekten des Selbst hat Klein aus Kinderspielen gefolgert. So beobachtete sie, wie ihr kleiner Patient Gerald[63] einen Tiger ins Nebenzimmer schickte, mit dem er nichts zu tun haben wollte. Sie sah darin Geralds Versuch, seine mörderische Wut auf seinen Vater in Gestalt des Tigers auszustoßen. Er befreite sich von seinem wütenden inneren Objekt, indem er es in den Tiger verlagerte und nach draußen schickte. Das ist übrigens ein weiteres Beispiel dafür, wie konkretistisch Kinder in diesem Alter erleben.

Mit der projektiven Identifikation kommt es zur Entlastung des Ich und des Selbst. Sie dient der Abwehr unerträglicher abgespaltener Selbstaspekte. Die innere und äußere Welt werden dadurch verändert. Auf diese Weise befreit sich die Person nicht nur, sondern sie gewinnt auch Macht und Kontrolle über den anderen, der als Empfänger dieses Prozesses dient.

Projektive Identifikation und Gegenübertragung

Neben diesem defensiven Modus wird aber auch eine normale, d. h. nicht defensive Funktion der projektiven Identifizierung beschrieben[64]. Sie kann nämlich auch dazu dienen, dem anderen etwas über die eigene Befindlichkeit mitzuteilen. In diesem Sinne hat sie große Bedeutung in der frühen Kommunikation, indem die Pflegeperson durch die Projektion die inneren Zustände der Kinder erkennen

61 Der Prozess wurde davor bereits von Viktor Tausk beschrieben: Tausk V (1919) Über die Entstehung des Beeinflussungsapparates bei der Schizophrenie. Psyche 23 (1969) 354–384

62 Abraham K (1924) Versuch einer Entwicklungsgeschichte der Libido auf Grund der Psychoanalyse seelischer Störungen

63 Klein M (1927) Frühstadien des Ödipuskonfliktes. Fischer Taschenbuch, Frankfurt a. M. 1985

64 Bion W (1962) Lernen durch Erfahrung. Suhrkamp, Frankfurt a. M. 1990

kann. Heute gilt sie als der ursprünglichste Mechanismus, Ich-Zustände und Affekte auf präverbale Weise mitzuteilen.

Bei genauerer Betrachtung fällt die Verwandtschaft zum Konzept der Gegenübertragung auf. Tatsächlich ist das Konzept der Gegenübertragung von der Kleinianischen Schule erheblich bereichert und ausgearbeitet worden.

Hier ist vor allem Paula Heimann zu nennen. Sie erkannte den diagnostischen Wert der Gegenübertragung und hat in einem wegweisenden Beitrag „On countertransference“[65] um 1949/50 beschrieben, dass die Gegenübertragung eine Inszenierung des Patienten im Innern der Analytikerin ist. Damit nimmt sie auf dem Wege der Gegenübertragung an der inneren Welt ihrer Patienten teil. Die Gegenübertragung wird damit zu einem zentralen Mittel zum Verständnis des Unbewussten.

Auf diese Weise bildet die Gegenübertragung Selbstaspekte oder Objektaspekte aus der inneren Welt der Patienten ab. Dafür prägte Heinrich Racker (1910–1961), der nach seiner Emigration aus Wien in Argentinien Analytiker wurde und sich der Kleinianischen Richtung anschloss, die Begriffe der konkordanten und der komplementären Gegenübertragung[66].

- Wenn man in sich Selbstaspekte des Patienten nachvollzieht, handelt es sich um eine konkordante Gegenübertragung. Der Analytiker erlebt dann, wie der Analysand sich unbewusst fühlt. Er erlebt z. B. die Schuldgefühle oder die Ängste des Analysanden, als wären es seine eigenen.
- Bei der Übertragung von Objektaspekten handelt es sich dagegen um eine komplementäre Gegenübertragung. Der Analytiker nimmt dann unbewusst die Rolle des Vaters oder der Mutter an, die der Patient ihm zuweist. Er erlebt sich zum Beispiel übermäßig streng und kritisch, wie der Vater sich dem Patienten gegenüber verhalten hat, oder fürsorglich und verwöhnend wie seine Mutter.

Man kann also sagen, dass das Phänomen der Gegenübertragung auf der Identifikation mit den projizierten (d. h. übertragenen) Phantasien des Patienten beruht. Ihr liegt der Mechanismus der projektiven Identifizierung des Patienten und der unbewussten Gegenidentifizierung des Analytikers zugrunde.

---

65 Paula Heimann (1950) Über Gegenübertragung. Forum der Psychoanalyse 12 (1996) 179–184

66 Heinrich Racker (1958) Übertragung und Gegenübertragung. Ernst Reinhardt, München 1970

Tab. 16: Paula Heimann (1899–1982)

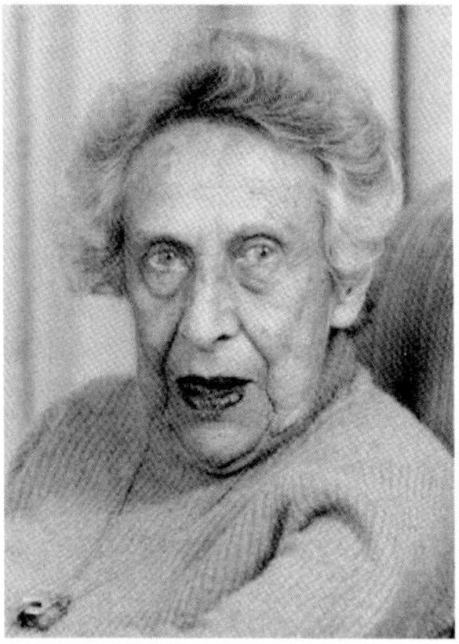

Paula Heimann wurde 1899 in Danzig geboren.

Ende der 1920er Jahre wurde sie in Berlin Psychoanalytikerin. Sie emigrierte 1933 nach London und wurde zu einer begeisterten Anhängerin von Melanie Klein.

Über ihren bedeutendsten Beitrag „On countertransference", der zuerst 1949 auf dem Kongress der IPV in Zürich vorgetragen wurde, kam es zum Dissens mit Melanie Klein, welche die Gegenübertragung – ähnlich wie Freud – lediglich als Störfaktor in der Therapie betrachtete. Später trennte sich Heimann von den Kleinianern.

Sie unterstützte ihren Lehranalysanden Alexander Mitscherlich beim Aufbau des Frankfurter psychoanalytischen Instituts.

Heimann starb 1982 in London.

Die Gegenübertragung kann dabei den Zweck haben, den Patienten defensiv von abgespaltenen Erlebnissen zu entlasten und den Analytiker zu kontrollieren. Es kann sich aber auch um einen „normalen", d. h. nicht defensiven, sondern kommunikativen Prozess handeln, in dem der Patient dem Analytiker unbewusst seine inneren Zustände mitteilt. Dieser Prozess spielt sich sehr rasch und unbemerkt ab und erklärt, dass man sich als Behandler sehr rasch von Affekten seiner Patienten anstecken lassen kann und zum Beispiel völlig unbegründete Schuldgefühle und Ängste oder auch aggressive Affekte erleben kann.

Weiterentwicklung durch Wilfred Bion

Die wichtigsten Weiterentwicklungen der Kleinianischen Objektbeziehungstheorie stammen von Wilfred Bion, der als der bedeutendste Schüler von Melanie Klein gilt.

Im Mittelpunkt von Bions Theorien steht das Denken[67]. Er beschreibt, wie das Kind am Anfang des Lebens von ungeformten mentalen Inhalten und Phantasien bedrängt wird. Er nennt diese die Beta-Elemente. Um sie zu bewältigen, projiziert das Kind die Beta-Elemente in die Mutter, die sie im Rahmen einer projektiven Identifizierung in sich aufnimmt und wirken lässt. Sie „verträumt", d. h. verarbeitet das ungestaltete psychische Material und gibt ihm eine erträgliche Gestalt. Aus dem Unerträglichen werden dadurch erträgliche Erfahrungen und denkbare Gedanken, die sie dem Kind zurückgibt.

Diesen Vorgang bezeichnet Bion in der ihm eigenen Theoriesprache als Transformation von Beta- in Alpha-Elemente und die Funktion der Mutter dabei als Alphafunktion. Die Mutter fungiert als Container für das unbearbeitete psychische Material ihres Kindes. In dem Maße, wie sie die Spannungen des Kindes ertragen und den Inhalten Bedeutungen geben kann, ohne sich davon überwältigen zu lassen, kann sie die gesunde Entwicklung des Kindes fördern. Dabei ist die zutreffende Einfühlung der zentrale Faktor.

Wenn diese Prozesse gelingen, kann das Kind sich auf Dauer mit der Alphafunktion der Mutter identifizieren und seine inneren Zustände selbst „containen". Wenn die Mutter als Container nicht anwesend ist, wird es beginnen, die Transformationen selbst zu leisten. Auf diese Weise entsteht als Brücke zwischen dem Selbst und der abwesenden Mutter ein Gedanke oder – noch allgemeiner gesprochen – das Denken.

Eine ähnliche Aufgabe stellt sich dem Analytiker in der Behandlungssituation. Er kann ein Verständnis für die innere Situation des Patienten entwickeln und ihm dazu verhelfen, sie auch selbst anzunehmen und zu ertragen. Dazu nimmt er das Unerträgliche auf und verarbeitet es in sich.

Meine Analysandin kommt völlig aufgelöst in die Stunde. Sie berichtet unter Tränen, dass sie entdeckt hat, dass ihr Mann sie mit einer

67 Bion W (1962) Lernen durch Erfahrung. Suhrkamp, Frankfurt a. M. 1990

Tab. 17: Wilfred Bion (1897–1979)

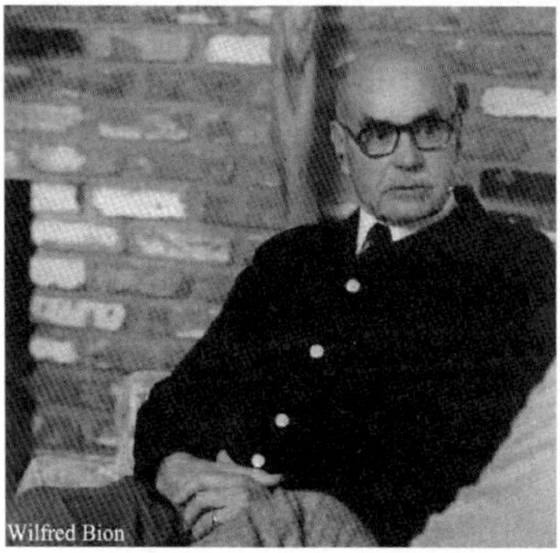

Bion wurde 1897 als Sohn eines englischen Ingenieurs in Indien geboren und kam mit acht Jahren nach England. Er nahm als Soldat am Ersten Weltkrieg teil. Danach studierte er erst in Oxford Geschichte und dann in London Medizin.

Ab 1932 war er mit Unterbrechung durch den Zweiten Weltkrieg an der Londoner Tavistock-Klinik tätig. 1938/39 war er Lehranalysand bei John Rickman, nach dem Zweiten Weltkrieg 1946–52 bei Melanie Klein.

Um 1950 befasste er sich vor allem mit Gruppenprozessen und publizierte darüber bedeutende Arbeiten.

Seine innovativen Ideen, mit denen er die Kleinianischen Konzepte weiter ausarbeitete, entwickelte er in den 1960er Jahren.

Er starb 1979 in Oxford.

🕮 1961 Erfahrungen in Gruppen (deutsch 1971)
🕮 1962 Lernen durch Erfahrung (deutsch 1990)
🕮 1970 Aufmerksamkeit und Deutung (deutsch 2006)

andern Frau betrügt. Sie hat durch Zufall auf dem gemeinsamen PC sein E-Mail-Account geöffnet und heimliche Verabredungen zu erotischen Dates entdeckt. Ihr Vertrauen in ihn und in ihre Liebe zu ihm ist plötzlich zerbrochen. Sie fühlt, dass der Boden unter ihren Füßen sie nicht mehr trägt. Sie ist wie gelähmt, kann nicht mehr denken, ist verzweifelt, weiß nicht, wie es weitergehen kann. Sie hat keine Orientierung mehr und glaubt nicht mehr an eine Zukunft.

Ich bin erschüttert, weil die Beziehung mir bis dahin sicher und zuverlässig erschienen war. Ich spüre Angst, und verstehe, dass ihre Angst mich erfasst hat.

Nachdem ich mich ein wenig gefasst habe, erinnere ich mich an meine eigenen Erschütterungen durch plötzliche Enttäuschungen und Trennungen. Dann tauchen in mir Erinnerungen auf, wie ich mich danach gefasst habe und neue Wege beschritten habe. Dann fällt mir ein, dass sie früher sehr schwierige Situationen in ihrem Leben bewältigt hat. Schließlich entsteht in mir die Zuversicht, dass diese sympathische und begabte Frau sicherlich wieder Fuß fassen wird.

Schließlich sage ich ihr, dass ich ihre Verzweiflung verstehe und dass solche Erfahrungen uns in der Tiefe unserer Seele erschüttern und uns alle Zuversicht rauben. Später sage ich, dass wir gemeinsam sicherlich einen neuen Weg für sie finden werden. Als sie die Stunde verlässt, erscheint sie mir ruhiger und geordnet. Ich denke, dass ich ihr vermitteln konnte, wie sehr ihre Erschütterung mich betroffen gemacht hat, dass sie mich aber nicht überwältigt hat.

Bions Idee, dass der Analytiker unerträgliches psychisches Material des Kindes verdaut und transformiert, hat sich als äußerst fruchtbar für das Verständnis analytischer Prozesse erwiesen. Für diese Funktion prägte er den Begriff *Containing*.

Containing ist ein aktiver psychischer Prozess, der weit über ein Ausharren hinausgeht. Er beinhaltet eine enge empathische Verbundenheit, in der wir als Analytiker versuchen, die innere Welt unserer Patienten zu erfassen. Durch den Kontakt zu unserem Gegenüber und zu unserer Gegenübertragung eröffnen wir einen Raum, in dem sich die Innenwelt der Patienten entfalten kann. Diese aktive Teilnahme verändert seine innere Welt.

Beiträge aus der Gruppe der Unabhängigen

Nachdem die klassischen Positionen der Objektbeziehungstheorie vor allem von Melanie Klein um 1950 ausgearbeitet waren, entstanden in den Jahren zwischen 1950 und 1975 Weiterentwicklungen, die vor allem für die klinische Anwendung bedeutungsvoll waren. Ich beschränke mich hier auf zwei herausragende Persönlichkeiten und ihre zentralen Beiträge zur psychoanalytischen Behandlungstheorie. Es sind Michael Balint und Donald Winnicott als Vertreter der Gruppe der Unabhängigen.

Mit ihren Beiträgen haben sie die Bedeutung des Beziehungserlebens für den therapeutischen Prozess erhellt. Damit haben sie zu entscheidenden Veränderungen der psychoanalytischen Behandlungsstrategie bei präödipalen Störungen beigetragen und das Verständnis für therapeutische Prozesse erheblich erweitert.

Inhaltlich gibt es bedeutende Unterschiede in der Grundauffassung zwischen Kleinianern einerseits und Balint und Winnicott andererseits:

- Die Kleinianer vertreten ein klassisch psychoanalytisches Menschenbild. Danach ist der Mensch vornehmlich ein Vernunftwesen und strebt nach Autonomie. Psychopathologie wird in diesem Menschenbild aus Beziehungskonflikten erklärt, die zu jeder Entwicklung gehören und sich aus der Grundambivalenz zwischen Liebe und Hass ergeben.
- Balint und Winnicott orientieren sich überwiegend an einem optimistischen Menschenbild. Sie unterstellen eine grundsätzliche Liebesfähigkeit und ein genuines Entwicklungspotential. Sie verstehen Psychopathologie als Ausdruck von Defiziten, die in unzureichenden Entwicklungsbedingungen begründet sind.

Das Gemeinsame bei Balint und Winnicott ist die Erkenntnis, dass die Handhabung der Übertragung, d. h. der Umgang mit der therapeutischen Beziehung, und die Verarbeitung der Übertragung in der Gegenübertragung, der entscheidende kurative Faktor in der Behandlung ist. Es geht ihnen darum, dass Analytiker in der Art und Weise, wie sie mit Patienten umgehen, Entwicklungsbedingungen für ihre Patienten schaffen, die ihre Entwicklungsblockaden aufheben und Weiterentwicklung und Reifung ermöglichen. Voraussetzung dafür ist, dass die schwer erträglichen Affekte und Phantasien der Patienten in der Gegenübertragung weiterverarbeitet und transformiert werden können.

Mit diesem Ansatz geht die Objektbeziehungstheorie nach 1950 weit über Freud, aber auch über Melanie Klein hinaus, die beide in der Aufdeckung und Deutung unbewusster Motivationen den maßgeblichen kurativen Faktor ihrer Behandlungen sahen.

Das konnte nicht ohne Wirkung auf den Konsens unter Psychoanalytikern bleiben. In der Folge polarisierte sich die Behandlungstechnik und es entstanden zwei Grundkonzeptionen[68]:

- Die eine betrachtete Psychoanalyse nach wie vor als deutungsorientierte Einsichtstherapie,
- die andere als umgangsorientierte Erfahrungstherapie.

---

68 Cremerius J (1979) Gibt es zwei psychoanalytische Techniken? Psyche 40: 577–599

Dazwischen entwickelte sich erst ab den 1970er Jahren eine Position, die eine Brücke zwischen beiden Auffassungen schlug. Sie beschrieb die Deutung als Beziehungsarbeit. Diese beruht auf einer Wahrnehmung und Verarbeitung der Gegenübertragung, die schließlich in eine Deutung mündet und auf dem Wege der Identifikation des Patienten mit dem Analytiker Neuerfahrungen eröffnet.[69]

Michael Balint

Was hat Balint zu dieser Entwicklung beigetragen? Balint, der aus Budapest stammte und der bedeutendste Schüler von Sándor Ferenczi war, emigrierte 1939 nach England. Im dortigen Klima der aufblühenden Objektbeziehungstheorie und in der Tradition des Denkens von Ferenczi beschäftigte er sich vor allem mit den frühesten Objektbeziehungen.

Er setzte Freuds Konzept eines „primären Narzissmus"[70] die Auffassung entgegen, dass es ein primäres, d. h. angeborenes Bedürfnis gibt, geliebt zu werden. Aus diesem Bedürfnis heraus glaubt der Säugling, die Mutter (das Objekt) sei nur dazu da, ihn zu lieben. Wenn dieses Bedürfnis nicht erfüllt wird, dann bleibt eine „Grundstörung"[71] als Ausdruck eines basalen Mangels zurück.

Die ursprüngliche Bezogenheit des Kindes zu seiner Mutter betrachtete er als passive, oder wie er später sagte, primäre Objektliebe. Das Kind macht sich also anfangs zum Objekt der Liebe der Mutter. Sie wandelt sich im Verlauf der weiteren Entwicklung in die Fähigkeit, selbst lieben zu können, d. h. in die aktive Objektliebe.[72]

69 Ermann M (1993) Übertragungsdeutungen als Beziehungsarbeit. In: Die hilfreiche Beziehung. Vandenhoeck und Ruprecht, Göttingen

70 Freud S (1914) Zur Einführung des Narzissmus. – Danach durchläuft der Säugling zunächst ein Stadium der narzisstischen Autoerotik, bevor er fähig wird, seine Liebe auf andere zu richten.

71 Balint M (1968) Therapeutische Aspekte der Regression. Klett, Stuttgart 1970

72 Balint M (1965) Urformen der Liebe und die Techniken der Psychoanalyse. Klett, Stuttgart 1966

Tab. 18: Michael Balint (1896–1970)

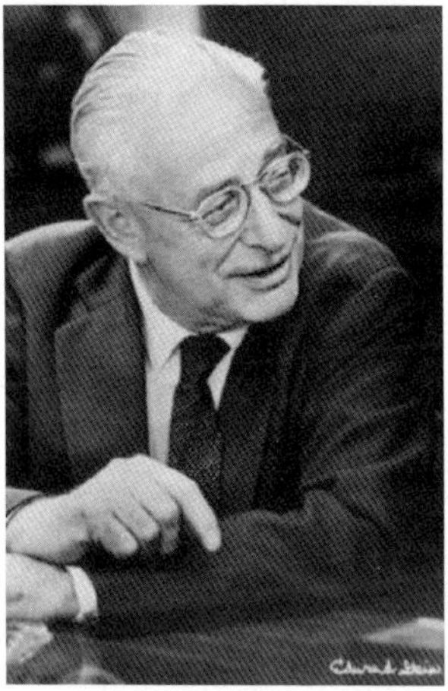

Balint wurde 1896 in Budapest als Mihály Maurice Bergsmann geboren. Er studierte Medizin in Budapest und ging 1920 nach Berlin, wo er seine psychoanalytische Ausbildung bei Hanns Sachs begann.

1924 kehrte er nach Budapest zurück, wo er die Ausbildung bei Sándor Ferenczi fortsetzte. Seit 1926 war er als Lehranalytiker am Psychoanalytischen Institut in Budapest zugelassen.

1929 publizierte er eine Arbeit über Psychoanalyse und klinische Medizin, die ihn zu einem der Pioniere der psychosomatischen Medizin machte.

1939 emigrierte Balint nach England. Er kam zunächst nach Manchester und später nach London. 1947 nahm er dort seine Arbeit an der Tavistock-Klinik auf.

1968 wurde er zum Präsidenten der Britischen Psychoanalytischen Gesellschaft gewählt.

Balint starb 1970 in London.

🕮 1959 Angstlust und Regression (deutsch 1960)
🕮 1965 Urformen der Liebe und die Techniken der Psychoanalyse (deutsch 1966)
🕮 1968 Therapeutische Aspekte der Regression (deutsch 1970)

Balint fand, dass Patienten mit prägenitalen Störungen einen Prozess tiefer Regression durchlaufen müssen, um zu einer Veränderung ihrer Einstellung zu sich selbst zu gelangen. In diesem Prozess erreichen sie den Bereich ihrer Grundstörung. Diese Phase ist in der Behandlung durch einen eigentümlichen Mangel gekennzeichnet.

Es ist der Mangel, der erlebt wird, wenn zwei Personen nicht zu einander passen.

- In diesem Zustand zählt für den Patienten nur noch die Zweierbeziehung. Es ist kein weiteres Objekt mehr vorhanden.
- Wenn dieser Zustand in der Regression aktiv wird, dann wird die konventionelle Sprache unbrauchbar. Es geht dann nur noch darum, wie der Analytiker mit seinem Patienten umgeht. Selbst das Sprechen, die Sprache und die Deutungen werden in diesem Stadium als Handeln erlebt. Im Vordergrund steht das Ziel, dass der Patient in seiner inneren Befindlichkeit vom Analytiker erkannt und anerkannt wird. Das ist die Frage nach seiner Fähigkeit zur primären Liebe, die der Patient nie erfahren hat.

Die Funktion des Analytikers beschränkt sich in der tiefen Regression darauf, den Patienten zu begleiten und für ihn da zu sein. Zusammenfassend meint Balint: „Die Regression mit dem Ziel des Erkanntwerdens setzt eine Umgebung voraus, die den Patienten annimmt und bereit ist, ihn zu stützen und zu tragen wie die Erde oder das Wasser einen Menschen trägt, der sich mit seinem Gewicht ihnen anvertraut."[73] Dann kann der Patient sich selbst finden und mit sich zurechtkommen, wissend, dass er die Grundstörung in sich trägt, die man durch noch so tiefe Deutungen nicht weg analysieren kann.

Balint gibt dazu ein Beispiel, das als „Purzelbaum" in die psychoanalytische Literatur eingegangen ist: Einmal gab er einer seiner Patientinnen die Deutung, „es sei für sie sehr wichtig, immer den Kopf oben und die Füße fest auf dem Boden zu behalten. Darauf erwähnte sie, dass sie es seit früher Kindheit nie fertig gebracht habe, einen Purzelbaum zu schlagen... Ich warf ein: ‚Na und jetzt?' – worauf sie von der Couch aufstand und zu ihrer eigenen größten Überraschung ohne weiteres auf dem Teppich einen tadellosen Purzelbaum schlug. Dies erwies sich als ein wahrer Durchbruch. Es folgten Veränderungen in ihrem gefühlsmäßigen, sozialen und beruflichen Leben in Richtung auf größere Freiheit und Elastizität."[74]

---

73 Balint M (1968) Therapeutische Aspekte der Regression. Klett, Stuttgart 1970, Seite 177

74 ebd., Seite 157

Donald W. Winnicott

Bei Winnicott findet sich ein ähnlicher Grundgedanke, wenn er von „primärer Mütterlichkeit" spricht. Er beschrieb damit einen Zustand besonderer Sensibilität und Zugewandtheit der Mutter gegenüber ihrem Kind. In diesem Zustand kann sie eigene Bedürfnisse und Aktivitäten zurückstellen, offen und einfühlsam auf die Bedürfnisse des Säuglings eingehen und ihm die Illusion vermitteln, dass sie Teil seines Selbst sei. Auf diese Weise hilft sie ihm, sensomotorische Brüche (z. B. Hunger oder Schmerz) zu überbrücken und eine Kontinuität des Erlebens herzustellen.

In einer haltenden Umwelt fördert die genügend gute mütterliche Fürsorge die Integration innerer Zustände bzw. Ich-Kerne, insbesondere auch die Integration von Liebe und Hass. Eine wichtige Funktion ist dabei das Halten – *holding*. Damit beschreibt Winnicott, dass die Mutter die sensomotorischen Regungen des Kindes zusammenfügt, indem sie es körperlich und im übertragenen Sinne umfängt bzw. begreift.

Natürlich kann die Anpassung nicht vollkommen sein. Aber in einer genügend guten Umwelt – *good enough environment* – wird das Kind einen Entwicklungsraum finden, in dem es gedeiht. Dazu gehört, dass der Übergang von der subjektiven zur objektiven Realität bewältigt werden kann.

Die subjektive Realität ist durch die schon genannte Illusion geprägt, die Mutter sei Teil des Selbst und man könne jederzeit über sie verfügen. Diese Mutter der inneren Welt ist ein „subjektives Objekt". Es wird gewissermaßen durch die eigene Phantasie erschaffen. Die objektive Realität ist hingegen die, in der das Kind anerkennen muss, dass die Mutter als „objektives Objekt" ein Eigenwesen ist. Diese Erfahrung macht es irgendwann, wenn die Mutter abwesend ist und die Trennung ihm bewusst wird.

Um diese Erfahrung bewältigen zu können, benutzt das Kind materielle Dinge, z. B. den Zipfel seines Kissens oder seinen Teddybär, und verleiht ihnen die Bedeutung der abwesenden Mutter. Er erlebt seine Objekte dann so, als wären sie die Mutter. Das Kissen oder der Bär wird dann zu einem subjektiven Objekt – so wie die Mutter in der Phase der anfänglichen Illusion. Solche Gegenstände nennt Winnicott Übergangsobjekte. Sie bilden Brücken zwischen dem Selbst und den Objekten der äußeren Realität. Entsprechend nennt er Prozesse, die sich in diesem Übergangsraum ereignen, Übergangsphänomene. Dazu gehören insbesondere das Kinderspiel und im Erwachsenenalter der schöpferische Akt.

Tab. 19: Donald W. Winnicott (1896–1971)

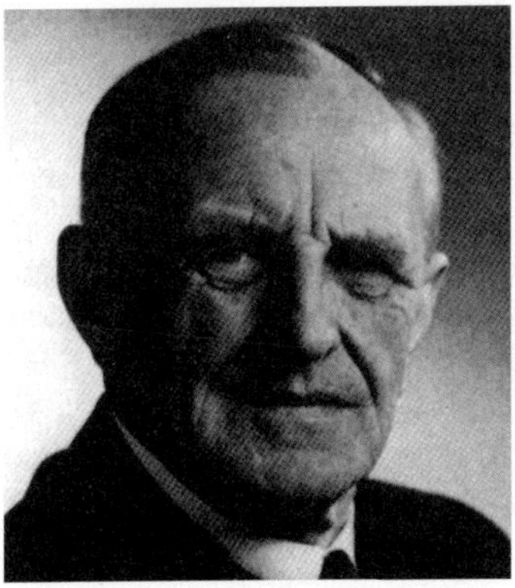

Winnicott, der 1896 in Plymouth geboren wurde, studierte in Cambridge Medizin und wurde danach zunächst Kinderarzt in London, wo er unter dem Einfluss von Melanie Klein zur Psychoanalyse kam. Er machte eine lange Lehranalyse bei James Strachey und Joan Riviere.

Er war ein bescheidener, aber sehr eigenständig denkender Mensch. Masud Khan, einer seiner Schüler, beschreibt ihn als einzigartige Erscheinung, die bereit war, sich auf höchst unpopuläre Weise zu äußern, ein fröhlicher Mensch, mit einem dennoch vielgeplagten Gemüt.

Ab 1935 entwickelte er seine Ideen, die anfangs wenig Beachtung fanden. Erst in den 1950er Jahren fand er mehr Aufmerksamkeit. Mit seinem Konzept der Übergangsobjekte und Übergangsphänomene gewann er nachhaltigen Einfluss auf die internationale Psychoanalyse.

Winnicott wurde 1956 Präsident der Britischen Psychoanalytischen Gesellschaft. Er starb 1971 in London.

📖 1958 Von der Kinderheilkunde zur Psychoanalyse (deutsch 1983)
📖 1965 Reifungsprozesse und fördernde Umwelt (deutsch 1984)
📖 1971 Vom Spiel zur Kreativität (deutsch 1974)

Der Mensch, so meint er, kann sich nur am anderen entwickeln und zu sich selbst finden. Die Voraussetzung dazu ist, dass der andere zwar anwesend ist, aber auf Übergriffe verzichtet, indem er Raum lässt und nicht Eigenes aufdrängt. Wenn die Anpassung in den Prozessen der primären Mütterlichkeit misslingt, passt er sich an fremde Bedürfnisse an und entwickelt ein Pseudo-Selbst, d. h. eine Art von psychischer Nicht-Existenz. Wenn die Mutter hingegen die Angriffe des Säuglings überlebt, kann er ihre Getrenntheit anerkennen, sie für seine weitere Entwicklung realistisch nutzen und für sich ein „wahres“, d. h. reales Selbst entwickeln.

Was bedeutet das alles für die Behandlung? Die wichtigste Aufgabe des Analytikers besteht darin, sich von seinen Patienten als ein Objekt verwenden zu lassen, an dem sie sich selbst erfahren und ihr wahres Selbst entwickeln können. Dazu gehört vor allem die Fähigkeit, sich selbst zurück zu nehmen, ein mögliches Pseudo-Selbst zu erkennen und nicht weiter zu fördern und auch die Angriffe der Patienten durchzustehen und gleichsam zu überleben. Auf diese Weise wird die Analyse zur fördernden Umwelt.

Darüber hinaus verwenden unsere Patienten uns oder Gegenstände aus der Analyse (z. B. Kopfkissen) im Rahmen der Übertragung auch als Übergangsobjekt. Sie verwenden sie wie früher ihre Puppen, Autos oder Teddybären und statten sie mit einer subjektiven Bedeutung aus. So erhalten sie die Bedeutung des abwesenden anderen – stellvertretend für die abwesende Mutter.

Wenn diese Objektverwendung im Rahmen der Übertragung geschieht und z. B. eine Analytikerin selbst zum subjektiven Objekt ihrer Patienten wird, dann entwickeln sich die Analyse zum Übergangsraum und die Übertragung zum Übergangsphänomen. Die Analytikerin ist dann sie selbst und doch nicht sie selbst. Sie ist für die Patienten das, was sie aus ihr machen. Dieses Paradox ist jedem Übergangsobjekt eigen: Die Position, etwas zu vertreten, das es nicht ist.

Eine solche Verwendung darf nach Winnicott nicht gedeutet werden. Sie ist eine produktive Illusion, auf die der Patient verzichten wird, wenn er die Getrenntheit und Eigenständigkeit anerkennen kann. Nur wenn dieses Paradox hingenommen werden kann, wird das Kind oder der regredierte Patient das Übergangsobjekt irgendwann loslassen und sich den äußeren Objekten zuwenden. Dann entsteht eine Weiterentwicklung aus den Kräften des Kindes bzw. des Patienten selbst. Er gelangt darüber zu sich selbst und kann ein wahres Selbst aufbauen und sein Pseudo-Selbst dadurch ersetzen.

Winnicott hat mit dieser Sichtweise eine ganz neue Betrachtung des analytischen Prozesses eröffnet. Er hat deutlich gemacht, wie wichtig es ist, sich von seinen Patienten für die Projektion ihrer Phantasien verwenden zu lassen – und dabei man selbst zu bleiben. Er hat aber auch eine neue Dimension im Verständnis der Kreativität und des Kulturprozesses aufgetan. So erkannte er in Werken wie denen von Picasso und anderen Surrealisten die Qualität von Übergangsobjekten: In ihnen verändert der Künstler das, was er in der Außenwelt vorfindet, und gibt ihm eine subjektive Bedeutung, indem er es seinen Phantasien angleicht.

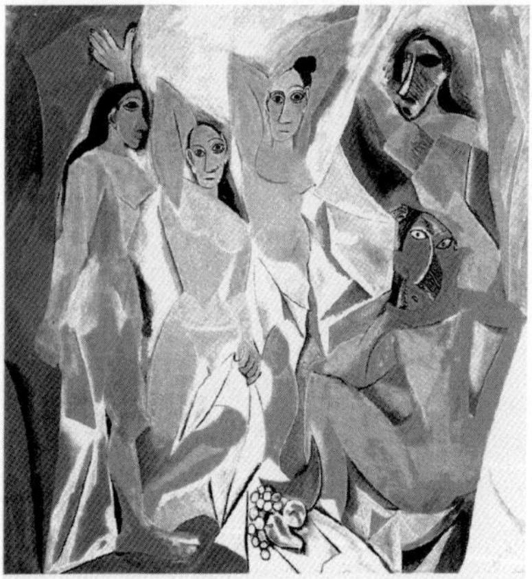

Abb. 12: Pablo Picasso: Les Demoiselles d'Avignon (1905). Zum ersten Mal ist nicht die Ähnlichkeit der Abbildung das Ziel der Kunst. Stattdessen werden die dargestellten Figuren in die Grundformen Kugel, Kegel und Zylinder zerlegt. Ein Kritiker belegte diese Methode mit dem missverständlichen Namen „Kubismus", der ihr bis heute geblieben ist.

Für Winnicott sind Picassos Schöpfungen subjektive Objekte, und wir werden sie als Betrachter nur erspüren, wenn wir dieses Paradox in uns nachvollziehen.

5. Vorlesung
Frankreich – Zurück zu Freud
Das Unbewusste als Sprache

Die Anfänge in Frankreich

In Frankreich hat die Psychoanalyse erst relativ spät Fuß gefasst. Freud hat zwar von Charcot in Paris und von Bernheim in Nancy wesentliche Anregungen für die Entwicklung seiner Ideen erhalten. Seine eigene Lehre fand dort aber erst nach 1925 Anhänger.

Ein wichtiger Grund dafür ist sicherlich die positivistisch-naturwissenschaftliche Einstellung der Franzosen, die sich mit einer Lehre, die auf Subjektivität gründet, schwer anfreunden konnte. Außerdem war alles Deutschsprachige durch den Ersten Weltkrieg vergiftet. Zudem galt alles Semitische in Frankreich lange als verpönt.

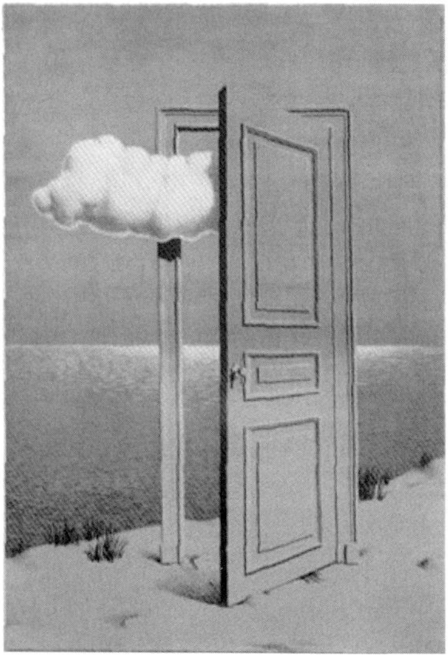

Abb. 13: Der Surrealismus bereitete der Rezeption der Psychoanalyse in Frankreich um 1920 den Boden. René Magritte: La victoire (1939)

Tab. 20: Surrealismus

Der Begriff *Surréalisme* stammt von Guillaume Apollinaire (1880–1918), dem bedeutendsten französischen Schriftsteller am Beginn des 20. Jahrhunderts. Er sprach zunächst von „neologistischem Klassizismus" und beschrieb damit das Streben nach dem Überwirklichen (*sur* bedeutet über, *le réalisme* die Wirklichkeit). Als Reaktion auf die Katastrophe der menschlichen Vernunft im Ersten Weltkrieg setzten die Surrealisten ihre Hoffnung auf die Macht des Irrationalen. Anregungen dazu fanden sie im Werk von Freud, der ein neues Interesse für die „unterbewusste" Traumwelt geschaffen und Kunst als sichtbarste Wiederkehr des verdrängten Bewusstseins verstanden hatte.

Der Surrealismus war etwa 1920 bis 1940 die bedeutendste Kunstrichtung in Frankreich. Er vertrat als Programm die Idee, dass die sichtbare Wirklichkeit im künstlerischen Prozess hinter der nicht sichtbaren zurücktritt. Formale Logik, Syntax oder die ästhetische Form verlieren daher gegenüber dem spontanen, unkontrollierten Prozess (automatisches Schreiben, rasches Malen) an Bedeutung.

Promotor war der Schriftsteller André Breton (1896–1966), der 1924 das erste „Manifest des Surrealismus" verfasste. Die Hauptvertreter in Frankreich waren Louis Aragon, Paul Éluard und Jacques Prévert. Die wichtigsten Vertreter in der europäischen bildenden Kunst waren Hans Arp, Max Ernst, Salvador Dalí, René Magritte, Jean Miró und Pablo Picasso.

Durch die Emigration bedeutender Vertreter im Zweiten Weltkrieg wurde der Surrealismus zu einer weltweiten Bewegung.

Zuerst öffneten sich die intellektuellen Zirkel der Surrealisten, die ab 1920 mit ihrer Kunst des „Überwirklichen" die bürgerliche Welt in Frankreich provozierten, der Psychoanalyse. Die „eigentliche Wirklichkeit" des Menschen im Vor- und Unbewussten, Traum- und Rauscherlebnisse sowie hypnotische Zustände dienten ihnen als Quelle ihres Schaffens, ihrer Eingebungen und Erkenntnisse. Kunst wird bei den Surrealisten zur Entdeckungsfahrt ins Unbewusste mit den Mitteln der Darstellung und Gestaltung.

Diese Nähe bewirkte, dass die Psychoanalyse in Frankreich von Anfang an stark auf die Literatur und Philosophie bezogen blieb. André Gide, der Literat, war einer der ersten, die sich öffentlich für die Psychoanalyse verwandten.

Um 1925 entstand in interessierten Fachkreisen die erste informelle Gruppe um René Laforgue. Es bedurfte aber einer Marie Bonaparte, der Lieblingsschülerin von Sigmund Freud, um die Psychoanalyse in Frankreich institutionell zu verankern. Sie gründete zusammen mit anderen die Pariser Psychoanalytische Gesellschaft (SPP).

Die Wortführer der nachkommenden Generation um 1930 waren:

- Daniel Lagache, der Psychologe,
- Jacques Lacan, der die Verbindung zur Sprachwissenschaft repräsentierte,
- Sacha Nacht als Psychiater und
- Françoise Dolto, die die französische Kinderanalyse begründete.

Die Institutionsgeschichte der Psychoanalyse in Frankreich ist stark durch den Zweiten Weltkrieg mitbestimmt. Wenige Jahre nach der Gründung der Fachgesellschaft und kurz nach der Einrichtung eines Lehrinstituts in Paris stellte die SPP 1940 nach der deutschen Besetzung ihre Arbeit ein. Marie Bonaparte, die Freud den Weg ins Londoner Exil gebahnt hatte, emigrierte nach Australien. Einige Analytiker, darunter Lacan, führten ihre Praxis im Verborgenen fort.

Die Nachkriegsgeschichte ist durch eine schwer überschaubare Dynamik zwischen Gruppen und Teilgruppen geprägt, die sich von einander abspalteten, miteinander rivalisierten und sich zum Teil heftig bekämpften. Die bedeutendsten waren

- auf der einen Seite die wieder gegründete SPP als Zweig der internationalen IPV mit Vertretern wie Béla Grunberger, Janine Chasseguet-Smirgel und André Green, die den Kern der Freudianischen Tradition in Frankreich verkörperten;
- auf der anderen Seite diverse Gruppen, die sich um Jacques Lacan gebildet hatten. Dazu zählte die *Société française de Psychanalyse*, gegründet 1953. Aus ihr gingen 1964 die *École Freudienne de Paris* mit Lacan als Leitfigur und die Französische Psychoanalytische Vereinigung mit Anzieu, Lagache und Laplanche hervor.
- Schließlich gab es ab 1969 noch die bedeutende *Quatrième Groupe*, die „Lacanianer ohne Lacan", die sich um die klinische Anwendung der Thesen Lacans bemühten. Zu ihr gehörte Piera Aulagnier als bedeutende Persönlichkeit.

In intellektuellen Kreisen hatte die Psychoanalyse sich nach dem Krieg der Kritik von Seiten der starken französischen Linken zu stellen. Sie galt dort als bürgerlich und reaktionär, bis Jean Paul Sartre, der führende Kopf der französischen Linken, schließlich das Eis brach. In seiner „Kritik der dialektischen Vernunft" von 1969 lehnte er zwar den Begriff des Unbewussten nach wie vor ab, vertrat aber die These, dass Geschichte und Subjektivität nicht grundsätzlich unvereinbar miteinander seien. Das rehabilitierte die Psychoanalyse in Kreisen der Intellektuellen, wo sie nun zunehmend Gegenstand der Reflexionen wurde.

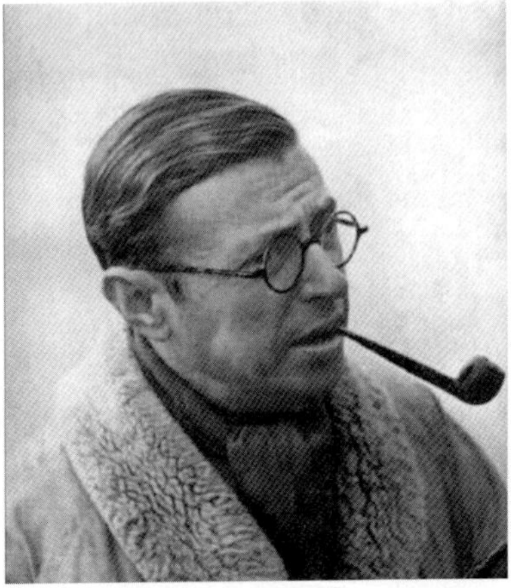

Abb. 14: Jean Paul Sartre (1905–1980), der bedeutendste französische Intellektuelle des 20. Jahrhunderts, legitimierte die Psychoanalyse in Kreisen der französischen Linken.

In den Jahren der Studentenrevolten um 1968 gewannen die Psychoanalyse und insbesondere die philosophisch begründete Version von Jacques Lacan einen starken Einfluss im Universitätsbereich. Jetzt stabilisierte sich auch das Verhältnis zur französischen Linken. Lacan, der seine Ideen in öffentlichen Vorlesungen vortrug, fand breites Interesse. Er leitete über mehrere Jahre ein Freud-Departement an der Universität Paris VIII.

In den folgenden Jahren konsolidierte sich dieser Einfluss, so dass man sagen kann, dass Frankreich sich am meisten von allen europäischen Ländern der Psychoanalyse der Nachkriegszeit geöffnet hat.

Die französischen Freudianer

Wenn man nach Besonderheiten der französischen Psychoanalyse „diesseits" von Lacan fragt, so scheint die Bedeutung des Unbewussten im klassischen Sinne Freuds hier besonders ernst genommen worden zu sein.[75] Dem entsprechend genossen weder die amerikanische Ich-Psychologie noch die britische Objektbeziehungstheorie in Frankreich besondere Wertschätzung. Erstere erschien den Franzosen zu weit von der Freud'schen Konfliktpsychologie entfernt, letztere zu

75 Heenen-Wolff S (2007) Wichtige Strömungen in der französischen Psychoanalyse. Forum der Psychoanalyse 23: 364–378

spekulativ in Hinblick auf die biografische Fundierung der Deutungsarbeit.

Der Kern der französischen Freudianer hielt stattdessen strikt an der Triebtheorie und der Lehre von der infantilen Sexualität fest. Sie setzten auf die Abwehr- und Übertragungsanalyse und die Analyse des analytischen Prozesses. Angelpunkt der Betrachtung war die Verknüpfung zwischen analytischer Situation, d. h. der aktualgenetischen Übertragung, und der genetischen Übertragung im Sinne der Wiederholung des Dort und Damals. Dabei erschien die analytische Situation den Franzosen als ein virtueller Raum, in dem sich Gegenwart und Vergangenheit treffen und Neues entstehen lassen. So wurde die Übertragung häufig als eine Neuschöpfung in der analytischen Situation verstanden.

Diese Auffassungen bestimmten das Pariser *Institut de Psychanalyse*, das 1954 unter dem Dach der SPP gegründet wurde. In ihm dominierten in den 1960er und 70er Jahren neben anderen Béla Grunberger und seine spätere Frau Janine Chasseguet-Smirgel und später auch André Green als weitere bedeutende Persönlichkeit.

Tab. 21: Die bedeutendsten Vertreter des *Institut de Psychanalyse*

Béla Grunberger (1903–2005) stammte aus dem damals ungarischen Nagyvárad (heute Oradea in Rumänien). Nach dem vergeblichem Versuch, in Deutschland einen Studienplatz zu finden, wich er vor dem wachsenden Antisemitismus 1927 in die Schweiz aus und wurde Wirtschaftswissenschaftler. 1939 ging er nach Frankreich, geriet in die Kriegswirren und siedelte sich schließlich 1946 in Paris an, wo er Psychoanalytiker wurde. Grunberger entwarf ein Konzept, das die Entwicklungsstufen des Narzissmus verständlicher macht. Er starb 2005 in Paris.

🕮 1971 Vom Narzissmus zum Objekt. Frankfurt a. M. 1976
🕮 1989 Narziss und Anubis. Stuttgart 1998

Janine Chasseguet-Smirgel (1928–2006), geboren und gestorben in Paris, verheiratet mit Béla Grunberger, gilt als führende französische Freudianerin. Sie studierte zunächst Politikwissenschaften. Als jüdischstämmige Antifaschistin, die einen großen Teil ihrer Familie in deutschen KZs verloren hatte, befasste sie sich lebenslang mit der Psychoanalyse der Gesellschaft. Ihre fachwissenschaftlichen Themen waren die weibliche Entwicklung, Narzissmus, Kreativität, Perversion und das Ich-Ideal. Besonderes Interesse widmete sie der politischen Gewalt, dem kollektiven Über-Ich und insbesondere dem Trauma des Holocaust.

🕮 1971 Kunst und schöpferische Persönlichkeit. München, Wien 1988
🕮 1984 Die Anatomie der menschlichen Perversion. Stuttgart 1989
🕮 1988 Zwei Bäume im Garten. Stuttgart 1988

🕮 1976 Béla Grunberger und Janine Chasseguet-Smirgel: Freud oder Reich? Frankfurt a. M. 1979

So bedeutsam diese Persönlichkeiten auch waren – sie fanden, vor allem national, relativ wenig Beachtung und verblassten angesichts der überwältigenden Resonanz, die Lacan mit seinen Ideen in Frankreich erhielt.

Lacan und die Sprache des Unbewussten

Jacques Lacan war nach 1950 der Superstar der französischen Psychoanalyse. Er gilt mit seinen unglaublich kreativen Ideen und seinem völlig neuartigen Ansatz als der bedeutendste und wahrscheinlich am meisten umstrittene Psychoanalytiker nach Freud. Mit seinem Hauptwerk orientierte er sich am Strukturalismus, der um 1900 in Genf entstanden war. Darin zeigt sich das Anliegen, das Wesen des Menschlichen philosophisch zu durchdringen, das bei ihm stärker war als sein therapeutischer Impetus.

Die strukturalistischen Wissenschaftler bezogen sich unabhängig von ihrem Forschungsgebiet auf die Sprache und die sprachanalytischen Paradigmen, die Ferdinand de Saussure um 1900 mit der neueren Sprachanalyse begründet hatte. Es ging ihm um die Sprachstruktur (Synchronie), nicht aber um die Sprachentstehung. Demzufolge beschrieb er Elemente, die in der Sprache zusammenwirken[76].

- Er verstand die Sprachfähigkeit (*langage*) als einen Oberbegriff für die biologischen Voraussetzungen zum Erlernen und zum Gebrauch von Sprache.
- Hingegen bezeichnete er als Sprache (*langue)* das überindividuelle Sprachsystem als ein System von Zeichen und grammatikalischen Regeln. Sprache ist in diesem Sinne ein soziales Phänomen.
- Davon unterschied er die Rede (*parole*) als Sprachakt, in dem die Sprache in konkreten Äußerungen realisiert wird. Sie ist ein Phänomen, in dem sich die individuelle Verwendung der Sprache manifestiert.

Die Art und Weise, wie die Sprache die Menge der Äußerungen in der Rede strukturiert, enthält aus der Sicht des Strukturalismus die wesentlichen Bedeutungen. Entscheidend ist dabei die Sprachform, also der Text. Er gilt als ein sprachliches Zeichen, das Bedeutung ausdrückt. Dabei wird zwischen Signifikant und Signifikat unterschieden.

---

76 Jörn A (2000) Europäischer Strukturalismus. Franke, Tübingen

Tab. 22: Strukturalismus

Der Strukturalismus[77] umfasst Methoden, die Strukturen und Zusammenhänge untersuchen. Er betrachtet Objekte innerhalb einer Struktur und nimmt an, dass sie nur durch die Einordnung in Kontexte und in Verbindung mit anderen Objekten angemessen betrachtet werden können. Es geht dem Strukturalismus also nicht um Objekte als solche. So untersucht er die Struktur der Sprache als ein System von Zeichen, das Bedeutungen vermittelt, und nicht die Worte, die für sich eine bestimmte Bedeutung haben. Struktur bedeutet dabei die Art und Weise, wie die Phänomene zusammenhängen. Die Sprache ist demnach der Modus des Zugriffs auf die Worte.

Der Genfer Sprachwissenschaftler Ferdinand de Saussure (1857–1913) gilt als Begründer des Strukturalismus. Von Genf aus gelangte seine Methode auf Umwegen über Prag, Kopenhagen und die USA in den 1930er Jahren nach Europa zurück. Sie dominierte insbesondere die geistige Welt Frankreichs. Dort wurden der Ethnologe Claude Levi-Strauss, der Philosoph Michel Foucault und der Historiker Jacques Derrida zu den hervorragenden Vertretern. Ihnen ging es darum, gemeinsame Ordnungsprinzipien in den Phänomenen zu beschreiben. Sie wollten verstehen und erklären, aber nicht unbedingt verändern.

- Der Signifikant (*signifiant*) ist das Bezeichnende, also die lautliche Sprachform, die den Inhalt transportiert.
- Das Signifikat (*signifié*) bezeichnet den mentalen, gedanklichen Inhalt, der durch den Signifikanten vermittelt wird.

Vereinfacht kann man auch von Zeichen und Inhalt sprechen und sagen, das Zeichen (*signifiant*) verweist auf den Inhalt (*signifié*). Das Zeichen ist aber nur ausnahmsweise durch den Inhalt beschrieben, z. B. beim Wort „Crash", das für sich selbst „spricht". Normalerweise gewinnt ein Zeichen (Wort) seine Bedeutung durch die Abgrenzung zu anderen Signifikanten. So gewinnt das Wortzeichen „groß" seine Bedeutung dadurch, dass es den Gegensatz zu „klein" mit beinhaltet. Auf diese Weise gewinnt man Zugang zu der Denkfigur „groß/klein", die in der Rede über „groß" zum Ausdruck gebracht wird.

Lacan hat sich diese Betrachtungsweise zu eigen gemacht, als er nach 1950 eine strukturalistische Sicht der menschlichen Psyche entwickelte. Er betrachtete sie als Struktur von Differenzen nach dem Vorbild der Sprache. Die einzelnen Phänomene bestimmen sich dabei durch ihre funktionale Differenz zu den anderen. Die

77 Saussure F de (1915) Grundfragen der allgemeinen Sprachwissenschaft, 2. Aufl., De Gruyter, Berlin 1967

Beziehung zwischen den einzelnen Erscheinungen ermöglicht Erkenntnisse über die Psyche als System, wenn man sie, wie Lacan, wie das System der Sprache betrachtet.

Mit diesen Ideen ging Lacan in der Psychoanalyse völlig neue Wege. Er strebte nach einer umfassenden Erklärung der menschlichen Existenz. Damit schlug er eine Brücke zwischen Psychoanalyse und philosophischem Denken. Mit dieser Verbindung hat er einerseits in Frankreich das Vertrauen der unkonformistischen linken Intellektuellen errungen, andererseits in Südamerika Fuß gefasst. Dort hat der Lacanianismus sich an den Universitäten etabliert, indem Lehrstühle für psychoanalytische Philosophie eingerichtet wurden, an denen klinische Anwendungen gar nicht mehr gelehrt werden.

Lacans Ansatz

Lacan ging von Freuds Texten aus, die er sprachanalytisch zu ergründen suchte. Damit hat er eine sehr intensive Freud-Lektüre angestoßen. Ihm ging es um Freuds „Rede“ und um das „Sprachsystem“, das er verwendete.

Entsprechend hat auch die Sprache als System von Zeichen in der Behandlungsstunde allergrößte Bedeutung. Die Verwendung der Worte, die darin enthaltenen Differenzen und der Ablauf der Assoziationen sind für ihn wichtiger als die einzelnen Inhalte. Der Lacanianer hört also ganz genau auf die Worte, die sein Patient benutzt, und nicht nur auf die Inhalte, die mitgeteilt werden sollen. Es geht ihm darum, aus der Sprachform das Unbewusste zu erschließen. Davor tritt die Bedeutung der Biografie in den Hintergrund.

Lacan war überzeugt, dass die Weiterentwicklungen der Psychoanalyse nach Freud dessen ursprüngliche Botschaft verfälscht hatten, indem sie das Explizite (den Inhalt) stärker betont hatten als das Implizite (die Form). Er hielt daher eine „Rückkehr zu Freud“ für notwendig, um ihn zu verstehen. Damit meinte er, dass man sich wieder stärker auf das Unbewusste konzentrieren müsste, das sich, wie er glaubte, vor allem aus der Sprache erschließen lässt. Er distanzierte sich vom therapeutischen Anliegen der neueren Psychoanalyse und plädierte für eine Analyse um ihrer selbst willen.

Tab. 23: Jacques Lacan (1901–1981)

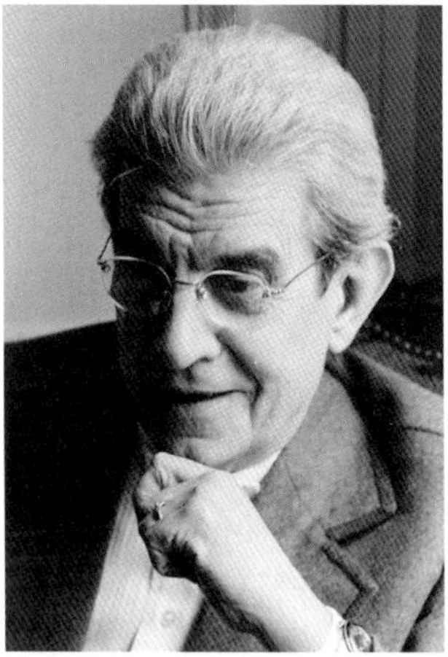

1901 in Paris geboren, wuchs Lacan in einer stark katholisch orientierten Familie auf. Er besuchte eine Jesuitenschule und wurde nach dem Medizinstudium Psychiater. 1934 Lehranalyse bei Rudolph Loewenstein, danach wurde er Mitglied der SPP.

1938 präsentierte er auf dem Pariser Kongress der IPV sein Konzept des Spiegelstadiums. Es war der erste bedeutende Beitrag zur Psychoanalyse aus Frankreich.

Während der deutschen Besatzung zog Lacan sich in die Privatpraxis zurück und nahm keine Veranstaltungen wahr.

Seit etwa 1951 arbeitete er an seiner eigenständigen sprachanalytisch und philosophisch begründeten Lehre.

1953 wurde er wegen der Unvereinbarkeit seiner ultrakurzen Behandlungssitzungen mit den Prinzipien der internationalen Psychoanalyse aus der IPV ausgeschlossen. Kurz darauf gründete er die *Societé Française de Psychanalyse* (SFP).

1963 wurde ihm von der SFP die Berechtigung zu Lehranalysen entzogen. Daraufhin gründete er 1964 eine eigene Gesellschaft, die *École Freudienne de Paris*, die er 1980 wieder auflöste.

1966 veröffentlichte er erstmals seine Schriften. Außerdem wurden Mitschriften seiner Seminare veröffentlicht.

In der 1968er Studentenbewegung gewann er durch seine unkonventionellen psychologisch-philosophischen Ideen eine große Anhängerschaft und förderte das Ansehen der Psychoanalyse in Frankreich. Er baute an der Universität Vincennes/Paris eine Fakultät für Psychoanalyse auf, die 1974 in *Le Champs freudien* umbenannt wurde.

Über Frankreich hinaus gewann Lacan vor allem in Lateinamerika einen starken Einfluss auf die Psychoanalyse und Philosophie.

Er starb 1981 im Alter von 80 Jahren in Paris.

📖 1966 ff. Schriften I, II und III (deutsch 1973–80)
📖 1973 ff. Das Seminar von Jacques Lacan (deutsch 1978–86)
📖 2005 (posthum) Namen-des-Vaters (deutsch 2006)

Lacans Werk und Stil

Lacans Werk hat zwei Schwerpunkte.

- Seine frühe wissenschaftliche Arbeit bis etwa 1950 konzentrierte sich auf die Konstituierung des Selbst – er sprach damals noch vom Ich. Diese Arbeit fand in der Konzeption des Spiegelstadiums Ausdruck, die er erstmals 1936 auf dem internationalen psychoanalytischen Kongress in Marienbad vortrug. Sie stellte den bedeutendsten Beitrag der französischen Psychoanalyse der damaligen Zeit dar.
- Seine späteren Arbeiten ab etwa 1950 sind eine Neuinterpretation des Werks von Freud. Dabei ging er mit der Orientierung am Strukturalismus und an der Linguistik völlig neue Wege. Er untersuchte die Struktur des Unbewussten und kam schließlich zu dem Schluss: „Das Unbewusste hat die Struktur der Sprache."[78]

Der Versuch, sich in Lacans Gedanken und Ideenwelt einzuarbeiten, ist für jeden, der damit beginnt, mühsam und frustrierend. Man findet kaum eindeutige Definitionen. Seine Argumentationen und Gedanken bleiben fragmentarisch. Worte werden absichtlich mehrdeutig verwendet. Statt klarer Aussagen findet man Andeutungen.

Diese Didaktik schreckt viele ab und macht es schwer, die Lektüre durchzuhalten. Man kann das nur so verstehen, dass Lacan nicht informieren, sondern zum eigenen Denken herausfordern wollte. Letztlich passte dieser Stil aber zu seiner Botschaft. Er wollte, dass man sich mit dem Latenten hinter dem Manifesten, mit der Struktur, die den Inhalt vermittelt, auseinandersetzt und so dem wahren Unbewussten, dem wahren Subjekt näher kommt.

78 Lacan J (1964) Seminar XI. Die vier Grundbegriffe der Psychoanalyse. Walter, Olten 1978ff., Seite 26

Wer sich aber auf Lacan einlassen kann, wird einem kreativen und faszinierenden Theoretiker der Psychoanalyse begegnen. Er wird Gedanken denken, die er so nie gedacht hat, und sich darin selbst erkennen.

Angesichts der Begrenzung dieser Vorlesungen können hier nur zwei Ideenkomplexe herausgriffen werden, die zum Studium der *Écrits* von Lacan anregen sollen.[79] Sie beschränken sich auf die Ableitung von zwei Kernaussagen im Lacan'schen Werk:

1. *Le je n'est pas le moi* – Ich ist nicht ich.
2. Das Unbewusste hat die Struktur der Sprache.

Das Spiegelstadium und die imaginäre Struktur des Ich

In seinen frühen Forschungen[80] widmete sich Lacan der Ausarbeitung der Struktur des Ich/Selbst[81] und des Selbstbewusstseins. Er beschrieb ein Spiegelstadium als Angelpunkt der Entwicklung, das in dem Augenblick (sic!) beginnt, in dem das Kind sich zwischen dem 6. und dem 18. Lebensmonat irgendwann im Spiegel selbst entdeckt. Es begrüßt das gespiegelte Selbst mit einer „jubilatorischen Geste". Das ist – und hier spricht Lacan deutsch – ein wahres Aha-Erlebnis.

Hat das Kind sich bis dahin nur in Teilobjekten wahrgenommen, weil es z. B. das eigene Gesicht aus der Leibperspektive nicht sehen kann, so erkennt es sich nun im Blick von außen als ganzes Objekt. Das ist die psychische Geburt des Ich/Selbst.

Hier griff Lacan auf den griechischen Mythos des Narziss zurück, den Sohn des Flussgottes Kephisos, der sich in sein Bild verliebt, das er im Wasser gespiegelt entdeckt, und die Erkenntnis der Täuschung

79 Als vertiefende Einführung empfehle ich Lang H (1972) Die Sprache und das Unbewusste. Suhrkamp, Frankfurt a. M. sowie Pagel G (1989) Lacan zur Einführung. Junius, Hamburg.

80 Lacan J (1936, 1949) Das Spiegelstadium als Bildner der Ich-Funktion, wie sie uns in der psychoanalytischen Erfahrung erscheint. Deutsch in: Schriften I, Quadriga, Weinheim/Berlin 1986. – Das Konzept des Spiegelstadiums wurde erstmals beim Marienbader Kongress der IPV 1936 und dann in überarbeiteter Fassung beim Züricher Kongress 1949 vorgetragen.

81 Bei Lacan heißt es damals noch das Ich, denn es handelt sich um die Zeit vor der Beschreibung des Selbst.

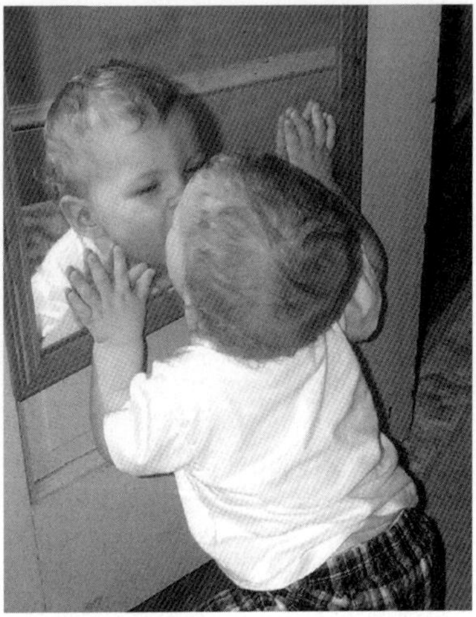

Abb. 15: Wenn das Kind sein Abbild im Spiegel entdeckt, begrüßt es das gespiegelte Selbst mit einer jubilatorischen Geste. Das ist der Ausgangspunkt des Spiegelstadiums, in dem Lacan die Grundlegung des Selbst sieht.

nicht verwindet.[82] Das Kind erlebt nämlich in der Verzückung über seine Ganzheit ein Gefühl der Allmacht. Diese Verzückung wird zur Basis des Selbst-Bewusstseins, des bewusst erlebten Selbst. Tatsächlich aber erblickt das Kind ja nur ein Bild von sich. Es erliegt einer Täuschung. Selbstbild und Täuschung liegen also eng beieinander.

Das „Je" und das „Moi" – das erlebende und das erlebte Selbst

Lacan unterscheidet nun zwischen dem erlebenden Ich und dem erlebten Abbild.

- Das erlebende Ich (*le je*) existiert tatsächlich. Es ist das wahre Subjekt. Das *Je* ist zugleich das Subjekt, das aus der Außenperspektive betrachtet werden kann. Im Spiegel macht Narziss die Entdeckung, *dass* er gesehen werden kann. Das *Je* ist also auch das soziale Selbst. Dem entsprechen Begriffe wie die Persona bei C. G. Jung, Rolle in der Sozialpsychologie oder das *I* bei George Mead.
- Narziss entdeckt ein imaginäres Selbst (*le moi*), d. h. ein Abbild des Selbst – und nicht das Selbst. Diese Entdeckung begründet das

82 Ovid: Metamorphosen 3. – Renger AB (Hg) (1999) Mythos Narziss. Reclam, Leipzig

Tab. 24: Die drei ,,Register" des Psychischen bei Jacques Lacan[83]

Die Struktur des Psychischen lässt sich durch die drei Bereiche beschreiben: das Reale, das Imaginäre und das Symbolische. Diese sog. Register sind miteinander verbunden und bilden eine Einheit. Eines bedingt die beiden anderen, keines kann herausgelöst und für sich betrachtet werden.

- **Das Imaginäre**
  Das Imaginäre ist jene Existenzweise des Subjekts, die auf dem Selbstbild beruht, das im Spiegelstadium durch Identifikation mit einer Selbsttäuschung angelegt wird. Es ist daher zugleich der Ort des Selbstbewusstseins und der Selbstverkennung. Zum Imaginären gehört auch das Begehren, d. h. Wunsch und Vorstellung von Befriedigung sowie die Phantasie. Es ist in Bildern kodiert und wird insbesondere im Spiegelstadium ausgebildet.
- **Das Symbolische**
  Das Symbolische ist der bedeutendste Bereich des Psychischen. Es spielt in der psychoanalytischen Behandlung die zentrale Rolle. Es enthält die Ordnung der Sprache als ein System von Zeichen, der Macht und des ,,Gesetzes des Vaters", welches wiederum selbst eine sprachliche Ordnung ist. Es besteht aus Signifikanten und Signifikaten, die in einer bedeutungsvollen Beziehung zu einander stehen. Das Unbewusste wird dem Symbolischen zugeordnet, denn es ist strukturiert wie die Sprache (s. unten).
- **Das Reale**
  Dieser schwierigste Begriff in der Theorie von Lacan hat einen Bezug zum Es bei Freud. Er bezeichnet den ,,unauflösbaren Rest", der im Imaginären und im Symbolischen nicht aufgeht. Das Reale ist das Verdrängte außerhalb der normalen Realität. Es ist unfassbar wie ein Traum, der noch nicht geträumt ist. Es tritt im sexuellen Genuss (*Jouissance*), im Tod oder in der Gewalt in Erscheinung. Es ist nicht mit der Realität zu verwechseln, die dem Symbolischen zuzuordnen ist.

Selbstbewusstsein. Das *Moi* ist das gesehene Selbst. Es wird zum Träger des Selbstbewusstseins. Es existiert jedoch nur scheinbar. In der Ganzheit der Körperlichkeit erscheint es ideal („Ideal-Ich“). Es erfüllt mit Gefühlen der Allmacht und wird fortan idealisiert.

So begegnet der Mensch im ersten Erleben des Selbst im Spiegel auch schon der Nicht-Existenz des Selbst, dem Nicht-Selbst, denn das, womit er sich im Spiegel identifiziert, ist nicht das Subjekt, wofür er es hält. Das Widersprüchliche im ersten Erleben des Selbst prägt

83 Dylan Evans (2002) Wörterbuch der Lacanschen Psychoanalyse. Turia+Kant, Wien

das gesamte weitere Leben. Lacan findet dafür die bemerkenswerte Formulierung: *Le je n'est pas le moi* – Ich ist nicht ich. Und er räsoniert mit dem französischen Dichter Artur Rimbaud (1854–91): „Ich ist ein anderer."

Diese tiefgründigen Formulierungen nehmen darauf Bezug, dass das Kind sich im Spiegel erblickt wie einen anderen. Diesem anderen versucht es sich anzunähern. Da er imaginär und nicht wirklich existent ist, wird es ihn aber niemals erreichen. Daher ist die erste Begegnung des Subjektes mit dem Selbst zugleich auch der Beginn der Entfremdung vom Selbst.

So wird das *Moi* zum Ort des Imaginären, dem Lacan später das Symbolische und das Reale zur Seite stellt. Dieses Imaginäre ist die Vorstellungswelt – eine Welt voller Illusionen, die subjektiv eine Wirklichkeit abbilden.

Der Ursprung des Imaginären ist eine Täuschung: Die Illusion der Vollständigkeit. Sie kann in der Krankheit, im Wahn wieder zerbrechen. In der Desintegration wird die Partialperspektive wieder aktiv. Dann erscheinen zerstückelte Körper und abgehackte Glieder – wie in den Darstellungen von Hieronymus Bosch, auf die Lacan ausdrücklich Bezug nimmt.

Das Subjekt, der Andere und das Begehren

Im Spiegel erfährt das Subjekt sich, als wäre es ein anderer. Damit erfährt es aber auch, wie es von anderen gesehen wird. So entsteht durch den Spiegel nicht nur eine Vorstellung vom Selbst, sondern zugleich durch den Blick aus der Perspektive der anderen auch eine Beziehung zwischen dem Ich und dem imaginären Anderen. Diese Beziehung wird zum Vorbild und zur Basis aller späteren Objektbeziehungen.

Das Erleben von Beziehungen hat immer zwei Seiten: Einerseits erscheint der Andere und erweckt den Wunsch, den Mangel, den das entfremdete Subjekt im eigenen Selbst erfährt, durch Objekte auszugleichen. Andererseits ist die Bewegung hin zum Anderen immer begrenzt. Denn eine Verschmelzung so wie im Mutterleib, an der Mutterbrust oder vor der Entdeckung der Entfremdung im Subjekt ist unmöglich. Der Mangel im Subjekt lässt sich nicht auffüllen. Das Objekt, so Lacan, ist also immer schon verloren.

Aus diesem existenziellen Erlebnis des Mangels und der Unerreichbarkeit entsteht das Begehren. Darin liegt eine grundsätzliche Konflikthaftigkeit von Beziehungen: Einerseits entsteht das Begehren durch die Wahrnehmung des Anderen. Andererseits kann der Andere niemals ganz erreicht werden. Durch die Begegnung mit dem Anderen wird das Subjekt zum sozialen Wesen, das sich zu anderen verhält, indem es begehrt.

Das Begehren wird zum Antrieb der Handlungen des Subjekts und bildet die dynamische Grundlage der gesamten seelischen und sozialen Prozesse. Es entspricht dem, was Freud als Wunsch bezeichnet. Ihm steht die *Jouissance* (das Genießen) gegenüber. Damit bezeichnet Lacan die unmittelbare „idiotische, stumpfsinnige" Befriedigung sexueller und anderer Bedürfnisse.

Verwandte Konzepte

Die klinische Bedeutung dieses Konzeptes liegt in der Schicksalhaftigkeit des Blicks des Anderen. Er konstituiert das *Moi*. Wenn dieser Blick verzerrt ist, dann wird auch die Selbstwahrnehmung verzerrt. Es entsteht dann ein entfremdetes Selbst.

Mit diesem Ansatz ging Lacan über all die Denkrichtungen hinaus, die dem Ich Autonomie zuerkennen. Danach ist es gerade die Autonomie, die dem *Moi* mangelt. Erst im Anderen entdecken wir uns selbst. Die Devise ist also nicht „Ich oder Du", sondern „Ich im Du". Die Frage ist nur, wie das Subjekt darüber zu seinem wahren *Je* gelangen kann, zu seinem wirklichen Selbst.

Kritisch ist eingewandt worden, dass das Konzept an die Verwendung eines dinglichen Objektes, einen Spiegel, gebunden ist, der ja nicht notwendigerweise in jeder menschlichen Umgebung vorhanden sein müsse. Mir erscheint das als ein recht konkretistischer Einwand, der die Reichweite des Entwurfs kaum erfasst.

Immerhin haben Autoren wie Donald Winnicott und Heinz Kohut später das Antlitz der Mutter als einen Vorläufer des Spiegels bzw. als ein nicht-dingliches Äquivalent des Spiegels beschrieben und Lacans Argumentation auf einen beziehungstheoretischen Boden gestellt. So heißt es z. B. bei Winnicott: „Wie die Mutter beim Anblick des Kindes schaut, hängt davon ab, was sie sieht."[84]

84 Winnicott DW (1973) Vom Spiel zur Kreativität. Deutsch Seite 129

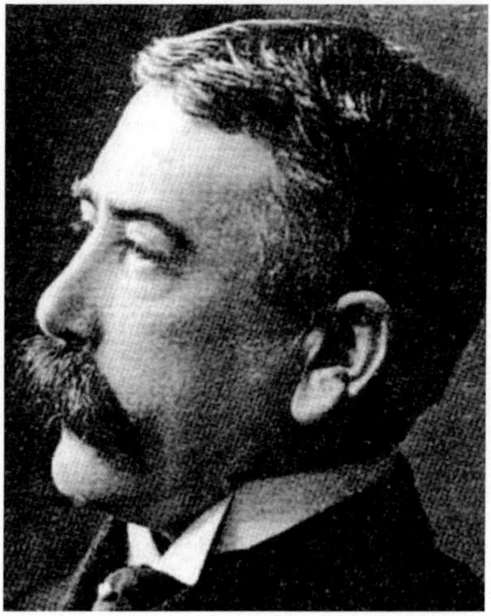

Abb. 16: Ferdinand de Saussure (1857–1913) stammte aus Genf, wo er nach seinen Studienjahren in Leipzig und Berlin auch lehrte. Er begründete mit seinen bahnbrechenden Theorien um 1900 die strukturalistische Linguistik. Sie gilt in den Geisteswissenschaften als ebenso innovativ wie Freuds Psychoanalyse in den Humanwissenschaften. Mit seiner Verknüpfung beider Theorien gelangte Lacan zu völlig neuen Einsichten in die Struktur des Psychischen.

Die Struktur des Unbewussten

Mit der Verknüpfung der bahnbrechenden Theorien von Freud und Ferdinand de Saussure ging Lacan neue Wege in der Psychoanalyse. Einen Angelpunkt seiner Überlegungen stellt die bereits dargestellte Unterscheidung zwischen Signifikat (*signifié*) und Signifikant (*signifiant)* dar, die von Saussure stammt, d. h. zwischen dem Inhalt der Rede, und dem Zeichen, das auf den Inhalt verweist.

Darauf Bezug nehmend unterschied Lacan zwischen dem unbewussten *Je* und dem reflexiven *Moi*. Diese Unterscheidung habe ich bereits erläutert.

- Das *Je* ist das wahre, unbewusste Subjekt, das Subjekt des Symbolischen.
- Das *Moi* ist das reflexive Subjekt, das sich seiner selbst bewusst ist, das Subjekt des Imaginären.

Das wahre Subjekt, das *Je*, spricht aus dem Verborgenen des Unbewussten. Es spricht und ist doch nie wirklich präsent, denn es ist und bleibt unbewusst und verbirgt sich in seiner Existenz – *ex-sistence* –, im Außerhalb-Sein, indem es außerhalb des Bewussten und der bewusst intendierten Rede bleibt. Wenn „Es" spricht, dann kommt das Symbolische z. B. in Lücken und Leerstellen der Rede zum Ausdruck.

Die Lücken sind gleichsam ein Negativ des Inhalts. Sie sind ein linguistisches Symptom und lassen auf das *Je* als das wahre Subjekt des Unbewussten schließen. Der Sinn steckt in der Rede selbst, nicht im Reden. Das Je ist sein Regisseur.

Das unbewusste Es ist also das Signifikat (das Bezeichnete), d. h. der Inhalt der Rede. Leerstellen und andere Sprachsymptome sind Signifikanten, die darauf hinweisen, was das *Je* „eigentlich“ meint. Sie machen auf das Es aufmerksam. Im Sprachsymptom zeigt sich die Existenz des unbewussten Es.

Freud fordert: „Wo Es war, soll Ich werden.“[85]. Bei Lacan wird das ganz anders: Bei ihm gilt es, das Es – das Begehren – zu enthüllen, damit das Subjekt zu sich selbst finden kann. Aber wie kann das geschehen, wenn „Es“ verborgen bleibt?

Hier griff Lacan wiederum auf die strukturalistische Linguistik zurück. Dort bedeutet, wie bereits dargestellt, die Sprache (*langue)* die Anwendung bestimmter Gesetzmäßigkeiten auf den Sprechakt (*parole*). Dabei gibt es eine für alle Menschen verbindliche symbolische Ordnung, die in der Kultur verankert ist. Nach dieser Ordnung gilt das Gesetz, dass im Sprechakt vorrangig zum Ausdruck kommt, was die (unbewusste) Aussage darstellt. Das unbeabsichtigt oder auch unbewusst beabsichtigt Mitgeteilte stellt also das Wesentliche der Aussage dar.

Lacan machte nun eine bemerkenswerte Konstruktion. Nach seiner Meinung zeigt sich das Unbewusste gerade darin, dass es nicht mitgeteilt wird. Was zählt, wird nicht erzählt! Es gilt also, die Sprachform als Signifikanten zu untersuchen, wenn man verstehen will, was das Es als Signifikat erzählt. Die eigentliche Botschaft erschließt sich erst, wenn man die Funktion des Signifikanten analysiert. Konkret bedeutet das, in der Behandlung wird vor allem beachtet, *wie* der Patient erzählt, also die Assoziationskette als Signifikant, denn in der Textgestalt manifestiert sich das Unbewusste wie in einem Symptom, d. h. in allem, was der Absicht der bewusst intendierten Aussage entgeht.

Lacan zeigte nun, dass die Textform etwas ganz anderes anzeigen kann als die bewusst beabsichtigte Aussage. Das Wesentliche steht demnach zwischen den Zeilen und manifestiert sich im formalen Ablauf. Demnach dient der Inhalt lediglich dazu, das Latente in der Handhabung und Gestaltung der Sprachform zum Ausdruck zu bringen. Dabei können verschiedene Gestaltungsideen (Signifikanten) sich überlagern. Eine kann die anderen verdrängen.

85 1933, Seite 86

Letztlich kommt in der Sprachform das Wesentliche doch zum Vorschein. Das Wesentliche ist hier das Verdrängte. Wenn „Es“ spricht, tritt es hervor. Hier folgt das Unbewusste den Hierarchie-Regeln der Sprache. Von daher formulierte Lacan seinen zentralen Satz: „Das Unbewusste ist strukturiert wie die Sprache.“[86]

Damit verwies er darauf, dass das Unbewusste dem basalen Sprachgesetz folgt, wonach das Wesentliche durch die Sprachform zum Ausdruck kommt – nämlich auf dem Wege von sprachlichen Symptomen. So äußert sich in der Sprache das authentische, aber unbewusste *Je* – das wahre Subjekt des Unbewussten. Dieses zu erkennen und zu befreien, wäre nach Lacan die Aufgabe der Psychoanalyse.

Lacan als Psychotherapeut

Abschließend ein Wort zur Behandlungstechnik.[87] An ihr ist Lacan in gewisser Weise gescheitert – und die psychoanalytische Internationale an ihm. Seine Auffassung über den Umgang mit der Zeit hat um 1950 zu heftiger Kritik aus den Reihen der etablierten Psychoanalyse und schließlich zum Bruch mit der SPP und der IPV geführt.

Die deregulierte Behandlungspraxis

Um 1925 hatte die IPV die Dauer einer Behandlungsstunde auf 50 Minuten festgelegt, um die Standards der Behandlung und der Ausbildung zu sichern. Lacan, der einen subjektivistischen Zeitbegriff hatte, vertrat hingegen die Auffassung, dass die Dauer einer Sitzung sich nach der Rede des Analysanden richten sollte und nicht nach einer formalen Zeit. So begann er, mit der Sitzungsdauer zu experimentieren, und gelangte ab 1950 zu einer variablen Praxis, indem er das Stundenende offen ließ und die Dauer der Sitzungen je nach Patient und Situation von ultrakurz bis weit über eine Stunde hinaus variierte. Manche Sitzungen sollen so kurz gewesen sein, dass der Patient überhaupt nicht zu Wort gekommen sein soll.

---

86 Lacan J (1964) Seminar XI. Die vier Grundbegriffe der Psychoanalyse, Seite 26

87 Langlitz N (2004) Lacans Praxis der variablen Sitzungsdauer und seine Theorie der Zeitlichkeit. Medizinische Dissertation, Berlin. http://www.diss.fu-berlin.de/diss/receive/FUDISS_thesis_000000001485

Wie kann man sich diese Praxis vorstellen? Einer seiner Analysanden, Stuart Schneiderman[88] schildert: „... Also fängt man die Sitzung mit einigen einführenden Bemerkungen an und geht zu dem Thema über, das man weiter ausführen, analysieren, durchdenken, verstehen möchte. Man will, dass der Analytiker dies hört, weil es *wirklich* wichtig ist. Aber kaum hat man das Thema angeschnitten, ... da erhebt sich Lacan plötzlich von seinem Stuhl und erklärt die Sitzung für aus, vorbei, zu Ende. Und er tat dies völlig unfeierlich... Wenn Schluss ist, ist Schluss... Die Beendigung der Sitzung, unerwartet und ungewollt, war wie ein unsanftes Erwachen, wie wenn man durch einen lauten Wecker aus einem Traum gerissen wird."

Die Konsequenz aus der Praxis der variablen Sitzungsdauer bestand darin, dass auch der Sitzungsbeginn nicht festgelegt werden konnte. Lacan behandelte rund um die Uhr. Die Analysanden waren im Wartezimmer versammelt und wurden je nach Bedarf aufgerufen. Es gab keine feste Reihenfolge. Manche wurden auch wieder weggeschickt.

Auch sonst erscheint seine Behandlungspraxis vor dem Hintergrund der üblichen Regeln chaotisch. Er hatte eine eigenwillige Auffassung von der Abstinenz bzw. Neutralität und mischte sich in die Entscheidungen seiner Analysanden ein. Seine Interventionen machte er zeitweise bei geöffneter Tür des Behandlungszimmers. Während der Sitzungen schrieb er an Artikeln. Gelegentlich kommentierte er laufende Behandlungen öffentlich in seinen Seminaren.

Lacan hat das natürlich nicht als Willkür betrachtet. Er wehrte sich gegen das übliche Reglement, von dem er annahm, dass es den Widerstand fördere. In seinem Umgang mit dem Setting sah er sinnstiftende Interventionen und „Interpunktionen". Er setzte dabei auch auf die Kontinuität der Assoziationen, die sich nun großenteils zwischen den Sitzungen ereigneten.

Diese Haltung war für die psychoanalytische Organisation unerträglich und galt als sträflich. Zudem wurde bezweifelt, dass mit dieser Technik eine hinreichende Analyse der Übertragungen möglich sein würde. Lacan hingegen argumentierte, sie würde das Begehren

---

88 Schneiderman S (1983) Jacques Lacan – the death of an intellectual hero. Zitat aus Langlitz N (2004) Lacans Praxis der variablen Sitzungsdauer und seine Theorie der Zeitlichkeit. Medizinische Dissertation, Berlin.

offensichtlicher machen und die Analysanden damit dem Ziel seiner Analysen näher bringen.

Dreimal soll er seine Behandlungspraxis Anfang der 1950er Jahre in Vorträgen vor der SPP begründet haben. Die Manuskripte blieben unveröffentlicht. Zweimal soll er sich später der Aufforderung widersetzt haben, sein Vorgehen zu rechtfertigen. Darauf hin wurde er aus der Gesellschaft ausgeschlossen. Das war 1963.

Das Ziel der Lacan'schen Analyse

Was war das Ziel seiner Analysen? Es wird nicht verwundern, dass Lacans Ziel nicht in einer affirmativen Hinwendung zur äußeren Realität bestehen konnte, sondern dass es ihm um ein höheres Ziel ging. Anders als Freud wollte er seinen Patienten nicht unbedingt zu einem „normalen" Leben mit Liebes- und Arbeitsfähigkeit, sondern zu Authentizität verhelfen. Dieses Ziel bestand darin, das jeweils ganz persönliche Gesetz zu erkennen, das sie von ihrem Begehren trennt.

Lacan suchte die „befreiende Wahrheit". Dazu hat er die Bedürfnisse, die in der Übertragungsbeziehung zum Ausdruck kamen, auf das Begehren zurückgeführt, das dahinter stand. Im Sprechen sollte der Analysand sein Begehren als solches anerkennen und annehmen. Dabei geht es nicht darum, dass Begehren befriedigt wird, sondern um die Anerkennung der persönlichen Existenzform, die stets im Werden begriffen ist und auf ein unerreichbares Ziel in der Zukunft ausgerichtet ist.

Die höchstpersönliche Existenzform ist das Gesetz des Unbewussten. Es impliziert nicht unbedingte Autonomie. Der Mensch findet *sein* Gesetz in jener „Genealogie von Verpflichtungen", die sich in den vorausgehenden Generationen zu artikulieren begonnen hat. Nach seinem „eigensten Gesetz" zu leben bedeutet also nicht unbedingt Freiheit und Glück, sondern die Annahme des persönlichen Schicksals, das durchaus tragisch und mit Unglück verbunden sein kann. Insofern ist es fahrlässig, dem Patienten „sein Wohl" durch Analyse zu versprechen.

Das Ziel der Lacan'schen Analyse besteht also darin, die Analysanden zu befähigen, ihre Geschichte anzunehmen und ihre Vergangenheit mit Blick auf die Zukunft neu zu interpretieren.

Nachtrag
Die Psychoanalyse in Deutschland und Österreich nach 1940

In Deutschland und Österreich wurde die Psychoanalyse bis zum Nationalsozialismus zum großen Teil von jüdischen Analytikern getragen. Sie verlor mit deren Emigration ins Ausland ihr kreatives Potential und kam praktisch zum Erliegen. Die Rest-Psychoanalyse wurde diskreditiert und büßte die Verbindung zur internationalen Entwicklung ein. Trotz der beherzten Aufbauhilfe von Analytikern wie Michael Balint und Paula Heimann aus London und Pieter Kuiper aus Amsterdam dauerte es Jahrzehnte, bis wieder daran angeknüpft werden konnte. Im Vergleich zu den Entwicklungen in England, Frankreich und den USA blieb der wissenschaftliche Ertrag in diesen Jahren bescheiden.

Österreich

In Österreich ist die Psychoanalyse in den 1930er Jahren dem Druck des Nationalsozialismus gewichen. Die Wiener Psychoanalytische Vereinigung (WPV), die 1908 als erste der Welt gegründet worden war, wurde 1938 nach dem Einmarsch der deutschen Truppen aufgelöst. Ihre Einrichtungen wurden liquidiert. Die meisten Mitglieder konnten ins Ausland entkommen. Sigmund Freud ging mit einem Teil seiner Familie 1938 nach London ins Exil, wo er ein Jahr später starb.[89]

In der Nachfolge der WPV richteten die Nazis 1938 die Wiener Arbeitsgemeinschaft des Reichsinstituts für psychologische For-

89 Vgl. meine Darstellung in: Ermann M (2008) Freud und die Psychoanalyse. Kohlhammer, Stuttgart

schung und Psychotherapie ein, ein NS-dominiertes Institut, an dem die verschiedenen tiefenpsychologischen Richtungen gleichrangig beteiligt waren. Eine kleine Gruppe von Analytikern, die in Österreich geblieben waren, beteiligte sich dort auch während der Kriegsjahre an der Ausbildung.

Vor diesem Hintergrund wurde die Gesellschaft 1946 wieder gegründet. 1949 wurde sie auch wieder in die IPV aufgenommen. Ihre Bedeutung blieb jedoch gering. Die Hoffnung auf die Rückkehr emigrierter Analytiker erwies sich als vergeblich. Stattdessen blieben in der IPV lange Vorbehalte gegenüber den Entwicklungen in Österreich bestehen.

Daneben entstanden 1947 die Österreichischen Arbeitskreise für Tiefenpsychologie (heute Psychoanalyse), die von dem russischstämmigen Psychologen Igor Caruso (1914–81) zunächst als Wiener Arbeitskreis gegründet worden waren. Sie wurden 1963 Gründungsmitglied der neopsychoanalytisch ausgerichteten Internationalen Föderation Psychoanalytischer Gesellschaften (IFPS).

Caruso war eine umstrittene Persönlichkeit, nachdem er als Gutachter in der NS-Fürsorgeanstalt Spiegelgrund in Wien am Euthanasie-Programm der Nazis beteiligt gewesen war. 1947 verließ er die wieder gegründete WPV, die ihm zu stark auf die Medizin ausgerichtet erschien, und schuf den Wiener Arbeitskreis, der eine anthropologisch-philosophische Tiefenpsychologie vertrat. Später war er Professor für Psychologie in Salzburg. Sein wissenschaftliches Werk befasste sich vor allem mit gesellschaftlichen und sozialpsychologischen Fragen aus der Sicht der Psychoanalyse.

Mit der Studentenbewegung Ende der 1960er Jahre gewann die Psychoanalyse auch in Österreich wieder Ansehen und Zulauf. Der Bedarf an Behandlungen wuchs und führte zur Einrichtung von Beratungsstellen und Institutionen, darunter ein Institut für Tiefenpsychologie an der Universität Wien mit Hans Strotzka als erstem Leiter. Überragende eigenständige Beiträge zur Theorie und Praxis blieben aber aus.

Bundesrepublik Deutschland

Die Geschichte der Psychoanalyse während des Nationalsozialismus in Deutschland ist besonders durch zwei politische Entwicklungen markiert, die miteinander zusammen hängen:

- Schon kurz nach der Machtübernahme der Nationalsozialisten 1933 begannen die nicht jüdischen deutschen Psychoanalytiker sich von ihren jüdischen Kollegen zu distanzieren. Diese Entwicklung endete schließlich mit deren Ausschluss aus der Deutschen Psychoanalytischen Gesellschaft (DPG). Die meisten konnten ins Ausland emigrieren.
- Die psychoanalytische Gesellschaft wurde 1938 aufgelöst. Die im Deutschen Reich verbleibenden Analytiker arbeiteten im NS-Reichsinstitut für psychologische Forschung und Psychotherapie mit. Dieses Ausbildungs- und Forschungsinstitut mit Sitz in Berlin und Dependancen in München, Stuttgart und im Rheinland betrieb unter Leitung des Nationalsozialisten Matthias Heinrich Göring die Gleichschaltung der verschiedenen tiefenpsychologischen Schulen. Das Programm war eine rassistische „Deutsche Seelenkunde". Die Freud'sche Psychoanalyse spielte dabei keine wesentliche Rolle. Hingegen gewann die Neopsychoanalyse des Berliner Nervenarztes Harald Schultz-Hencke einigen Einfluss.

Nach der Kapitulation Deutschlands 1945 fanden sich in verschiedenen Städten, insbesondere in Berlin, München und Stuttgart, Analytiker zusammen, die den Wiederaufbau der psychoanalytischen Institute betrieben. 1946 wurde die DPG in Berlin wieder gegründet. Es entstanden Streitigkeiten um die Verantwortung für die Mitarbeit am NS-Reichsinstitut und ein unüberbrückbarer Dissens zwischen der Freud'schen Richtung und der Neopsychoanalyse, die am Reichsinstitut gegenüber der Psychoanalyse dominiert hatte. Dadurch kam es 1950 zu einer Spaltung der Gesellschaft. Die neu gegründete Deutsche Psychoanalytische Vereinigung (DPV) war an der klassischen Psychoanalyse orientiert und wurde Mitglied der IPV, während die DPG mit ihrer Orientierung an der Neopsychoanalyse erst sehr viel später wieder in die IPV aufgenommen wurde.[90]

Diese Spaltung prägte bis in die 1980er Jahre hinein die Entwicklung. Die DPV rezipierte nach und nach die internationalen Strömungen, während die DPG sich lange mit dem Konzept der Neopsychoanalyse in einer wissenschaftlichen Isolierung befand. Zwischen

90 Sie gründete 1963 zusammen mit dem Wiener Arbeitskreis für Tiefenpsychologie (Caruso) und dem William-Alanson-White-Institut in New York (Fromm, Sullivan) die Internationale Föderation Psychoanalytischer Gesellschaften (IFPS). Nach einer „Freudianischen Wende" der DPG wurde sie 2002 zunächst provisorisch wieder in die IPV aufgenommen.

beiden Richtungen gab es keinen konstruktiven wissenschaftlichen Kontakt. Eine starke wissenschaftliche Strömung, vergleichbar der Kleinianischen in London oder der Selbstpsychologie in den USA, die auch die internationale Entwicklung befruchtet hätte, gab es vor diesem Hintergrund im Nachkriegsdeutschland nicht.

Als Gegenbewegung zum Dissens zwischen den Psychoanalytikern entstand 1949 ein Zusammenschluss der verschiedenen tiefenpsychologischen Richtungen in der berufspolitischen Dachgesellschaft DGPT[91]. Sie war maßgeblich daran beteiligt, dass die psychoanalytische und tiefenpsychologisch fundierte Psychotherapie im Jahre 1967 als Leistung der gesetzlichen Krankenversicherung anerkannt wurde und seither eine Kassenleistung ist. Im Versorgungsbereich wurde die psychoanalytisch begründete Psychotherapie in der Bundesrepublik Deutschland damit führend.

Die zweite Säule der Neuetablierung der Psychoanalyse in Deutschland war die Entwicklung an den Universitäten. Hier entstanden an medizinischen Fakultäten psychosomatische Einrichtungen und Lehrstühle, die zumeist psychoanalytisch ausgerichtet waren. In Heidelberg wurde 1950 die erste psychosomatische Universitätsklinik eingerichtet, die von Alexander Mitscherlich initiiert worden war, in München 1951 eine psychosomatische Beratungsstelle mit Johannes Cremerius als Leiter. Ein weiterer Meilenstein war die Gründung des Sigmund-Freud-Instituts in Frankfurt als Lehr- und Forschungseinrichtung durch Alexander Mitscherlich im Jahre 1959.

Den dritten Schwerpunkt bilden psychoanalytisch ausgerichtete Kliniken, die etwa zur gleichen Zeit entstanden. Wegweisend war die Umwidmung der Nervenheilanstalt Tiefenbrunn bei Göttingen, die sich unter der Leitung von Gottfried Kühnel und Werner Schwidder zu einem klinischen Zentrum für Psychoanalyse im Nachkriegsdeutschland entwickelte. Weitere frühe Gründungen waren das Landhaus Umkirch der Universität Freiburg, an dem Helmut Enke lehrte, und die Klinik Sonnenberg in Stuttgart unter der Leitung von Friedrich Beese.

---

91 Deutsche Gesellschaft für Psychotherapie und Tiefenpsychologie, heute: für Psychoanalyse, Psychotherapie, Psychosomatik und Tiefenpsychologie

Tab. 25: Alexander Mitscherlich (1908–1982)

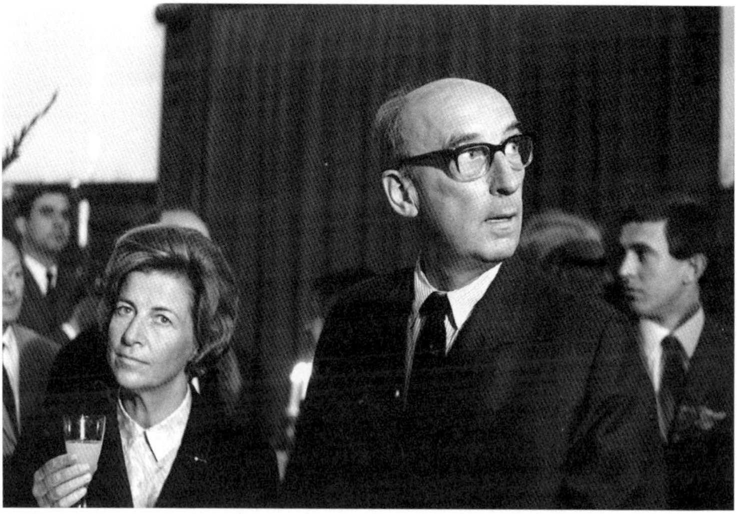

Alexander Mitscherlich zusammen mit seiner zweiten Frau Margarete, mit der er 1967 „Die Unfähigkeit zu trauern" schrieb.

Mitscherlich stammte aus einer Münchener Gelehrtenfamilie. Er studierte zunächst Kunstgeschichte und Philosophie in München.

1933 ging er nach einer politisch motivierten Verhaftung nach Berlin und wurde Buchhändler. Nach der Schließung seiner Buchhandlung durch die SA studierte er ab 1935 in Zürich Medizin. 1937 erneute Verhaftung durch die Gestapo.

1946 war er Berichterstatter bei den Nürnberger Ärzte-Prozessen.

1947 Mitbegründer der Zeitschrift „Psyche"

1949 Leiter der neu gegründeten Psychosomatischen Universitätsklinik Heidelberg, der ersten universitären Klinik dieser Art in Deutschland

1960 bis 1976 Direktor des von ihm gegründeten Sigmund-Freud-Instituts in Frankfurt am Main, später auch Professor für Psychologie an der Frankfurter Universität

1969 Friedenspreis des Deutschen Buchhandels

Mitscherlich erwarb sich großes Ansehen durch die Aufarbeitung der Beteiligung deutscher Ärzte an den Verbrechen der Nationalsozialisten. Als Psychoanalytiker befasste er sich vor allem mit sozialpsychologischen Fragen und mit der psychosomatischen Medizin.

1982 starb er in Frankfurt.

🕮 1963 Auf dem Weg zur vaterlosen Gesellschaft. Ideen zur Sozialpsychologie
🕮 1966 Krankheit als Konflikt
🕮 1967 mit Margarete Mitscherlich: Die Unfähigkeit zu trauern.

Alexander Mitscherlich

Der Wiederaufbau der Psychoanalyse in Deutschland ist eng mit Alexander Mitscherlich verbunden. Als Beteiligter am politischen Widerstand gegen die Nazis zweimal verhaftet, hatte er die Autorität, Psychoanalytiker wie Michael Balint für die Unterstützung des Wiederaufbaus zu gewinnen.

In seinen eigenen Studien widmete er sich Fragen des sozialen Unbewussten, speziell auch im Zusammenhang mit der westdeutschen Nachkriegsmentalität[92]. Sein Buch „Die Unfähigkeit zu trauern", das er 1967 zusammen mit Margarete Mitscherlich-Nielsen veröffentlichte, wurde ein Markstein im Prozess der psychologischen Bearbeitung des nationalsozialistischen Erbes. Sein bedeutendster Beitrag zur Psychosomatik ist das Konzept der zweiphasigen Verdrängung[93]. Danach entstehen psychosomatische Organerkrankungen, wenn die psychische Abwehr unter dem Druck von Belastungen zusammenbricht.

Schultz-Henckes Neopsychoanalyse

Die Berliner Schule der Neopsychoanalyse war während der Zeit des Nationalsozialismus ein bedeutender Orientierungspunkt für die Psychoanalytiker, die in Deutschland und vor allem in Berlin geblieben waren. Als Versuch, die Konzepte von Freud, Jung und Adler zu verbinden, war sie bereits in den 1920er Jahren von Harald Schultz-Hencke eingeführt[94] und von Freud heftig kritisiert worden. Sie blieb allerdings zunächst bedeutungslos.

Erst in Folge der Unterdrückung der Konzepte und der Terminologie von Freud im NS-Reichsinstitut gewann sie unter Psychoanalytikern Einfluss. Einer der Gründe war Schultz-Henckes Relativierung der Trieb- und Sexualtheorie, ein anderer die Verwendung politisch unverfänglicher Begriffe[95].

An Stelle von Trieb sprach Schultz-Hencke von Antrieben. Das Konzept der Verdrängung ersetzte er durch das der Hemmung. Er sprach nicht vom Verdrängten und vom Unbewussten, sondern vom

92 Die Unfähigkeit zu trauern, Die Unwirtlichkeit unserer Städte
93 Krankheit als Konflikt
94 Schultz-Hencke H (1927) Einführung in die Psychoanalyse. Fischer, Jena
95 Begriffe wie Libido waren im Reichsinstitut verpönt.

Tab. 26: Harald Schultz-Hencke (1892–1953)

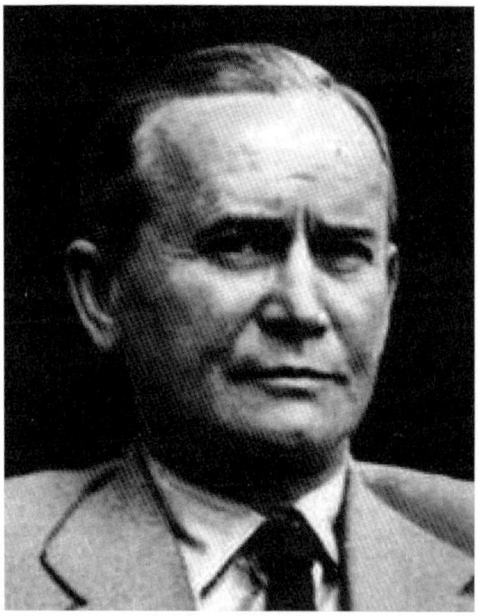

Schultz-Hencke stammte aus Berlin, wo er auch den größten Teil seines Lebens verbrachte. Er studierte Philosophie und Medizin in Freiburg i. Br. und war danach als Militärarzt tätig.

Ab 1922 psychoanalytische Ausbildung in Berlin mit Lehranalyse bei Sándor Radó. Ab 1927 Tätigkeit als Ausbildungsdozent, die ihm wegen seiner kritischen Haltung gegenüber der Libidotheorie („Schicksal und Neurose") und seiner aktiven Technik später untersagt wurde.

Ab 1936 Beteiligung am NS-Reichsinstitut für psychologische Forschung und Psychotherapie. In diesem Zusammenhang erschien seine heftig kritisierte Schrift „Die Tüchtigkeit als Ziel der Psychotherapie", mit der er sich der NS-Ideologie annäherte.

1945 Gründung des psychotherapeutischen „Zentralinstituts für psychogene Erkrankungen" in Berlin, das maßgeblich an der Einführung der Psychotherapie als Kassenleistung beteiligt war.

1949 Professor für Psychotherapie an der Berliner Humboldt-Universität. In diesem Jahr bewirkte sein Auftritt beim IPV-Kongress in Zürich, dass die DPG nicht wieder in die IPV aufgenommen wurde, was zum Anlass für die Spaltung der DPG und die Neugründung der DPV wurde.

Schultz-Hencke starb 1953 in Berlin.

- 1927 Einführung in die Psychoanalyse
- 1931 Schicksal und Neurose
- 1940 Der gehemmte Mensch. Entwurf eines Lehrbuches der Neo-Psychoanalyse

Gehemmten und vom Schwererinnerlichen. Diese Neuerungen waren aber inhaltlich und nicht politisch motiviert und stammen bereits aus den 1920er Jahren. Als politisches Zugeständnis an den Nationalsozialismus ist hingegen sein Begriff „Desmolyse" für das Konzept der Neopsychoanalyse zu bewerten, den er während seiner Zeit am Reichsinstitut verwendete.

Schultz-Henckes Neopsychoanalyse geht von fünf gleichrangigen Arten des Antriebserlebens aus: Dem intentionalen, dem oral-kaptativen, dem anal-retentiven, dem aggressiven und dem zärtlich-sexuellen. Sie entsprechen im Wesentlichen den Partialtrieben bei Freud, werden hier aber als eigenständig und unabhängig von einander gesehen. Unter dem Einfluss von negativen Erfahrungen, vor allem durch übermäßige Härte oder Verwöhnung oder den Wechsel zwischen beiden, entsteht eine Hemmung von Antrieben, die mit Symptomen beantwortet wird. Diese werden als deformierte Antriebsreste verstanden. Sie sind in eine breiter angelegte Charakterpathologie eingebettet, die von Lücken und Reaktionsbildungen („Haltungen") geprägt ist. Große Bedeutung für das Verständnis des Gesamtbildes der Neurosen haben die Sekundärfolgen der Gehemmtheit, die sich in Passivität, Bequemlichkeit und Riesenerwartungen äußern können.

Das Ziel der neopsychoanalytischen Behandlung ist die Beseitigung von Hemmungen des „normalen" Antriebserlebens und der Sekundärfolgen. Dazu werden insbesondere die Lücken im Erleben aufgedeckt und die Charakterhaltungen und Sekundärfolgen bearbeitet. Dabei spielt die Darstellung von Lücken und Haltungen im Traum eine besondere Rolle. Phänomene wie Regression und Übertragung werden in der neopsychoanalytischen Behandlung hingegen nicht besonders gefördert und genutzt.

Diese Konzeption hat in der DPG die wissenschaftliche Orientierung bis etwa 1975 beherrscht. Sie war damit die Lehrmeinung eines großen Teils der Psychoanalytiker der Nachkriegszeit.

Bedeutende Schüler Schultz-Henckes waren vor allem Annemarie Dührssen (1916–1998) und Werner Schwidder (1917–1970). Dührssen hat die Neopsychoanalyse in der Kinder- und Jugendlichen-Psychotherapie etabliert[96] und damit die Konzepte von Anna Freud aufgenommen und weitergeführt. Sie hat außerdem die maßgebli-

96 Dührssen A (1954) Psychogene Erkrankungen bei Kindern und Jugendlichen. Eine Einführung in die allgemeine und spezielle Neurosenlehre. Vandenhoeck und Ruprecht, Göttingen

chen Katamnesestudien[97] durchgeführt, auf deren Basis die psychoanalytisch begründeten Behandlungsverfahren 1967 als Kassenleistungen anerkannt wurden. Schwidder hat mit seinen neopsychoanalytischen Arbeiten Beiträge zur Psychosomatischen Medizin geleistet, die das psychosomatische Konzept von Franz Alexander weiterentwickelt haben.[98]

Trotz dieser Weiterentwicklungen geriet die Neopsychoanalyse wegen ihrer wissenschaftlichen Isolierung ins Abseits. Sie machte insbesondere nicht die Hinwendung zu der interpersonellen Sichtweise der Psychoanalyse der 1960er Jahre mit, so dass die Konzepte von Übertragung und Gegenübertragung, die international inzwischen leitend geworden waren, kaum Berücksichtigung fanden. Damit verlor sie den Anschluss an die internationale Entwicklung mit der Folge, dass sie um 1970 verblasste und die DPG sich nach und nach wieder dem Mainstream der psychoanalytischen Entwicklungen zuwandte.

97 Dührssen A (1962) Katamnesistische Ergebnisse bei 1004 Patienten nach ambulanter Psychotherapie. Zeitschrift für Psychosomatische Medizin und Psychoanalyse 8: 94–114

98 Schwidder W (1975): Schriften zur Psychoanalyse der Neurosen und Psychosomatischen Medizin. Vandenhoeck und Ruprecht, Göttingen

Anhang

Abkürzungen

APA – Amerikanische Psychoanalytische Vereinigung, gegründet 1919 unter Mitwirkung von Ernest Jones. Erster Präsident war Abraham Brill.

DPG – Deutsche Psychoanalytische Gesellschaft, gegründet auf Initiative von Carl Abraham als Berliner Psychoanalytische Gesellschaft 1908, Gründungsmitglied der IPV 1910, umbenannt in DPG 1926. 1938 unter dem Druck der Nationalsozialisten aufgelöst. 1946 wieder gegründet. Spaltung 1950 durch den Auszug einer Gruppe von Psychoanalytikern, die die DPV gründeten.

DPV – Deutsche Psychoanalytische Vereinigung, gegründet unter Führung von Carl Müller-Braunschweig 1950 als Abspaltung von der DPG.

GW – Sigmund Freud: Gesammelte Werke, zuerst erschienen ab 1941 bei Imago Publishers London, seit 1961 im S. Fischer-Verlag Frankfurt am Main.

IFPS – Internationale Föderation Psychoanalytischer Gesellschaften, gegründet 1963 von der DPG und anderen damals neopsychoanalytisch orientierten Gesellschaften als Alternative zur IPV. Veranstalter der Internationalen Foren für Psychoanalyse.

IPV (englisch: IPA) – Internationale Psychoanalytische Vereinigung, 1910 gegründet in Nürnberg auf Initiative von Sigmund Freud mit Carl Gustav Jung als Gründungspräsident. Veranstalter der Internationalen Kongresse für Psychoanalyse.

SPP – Pariser Psychoanalytische Gesellschaft (*Societé Psychanalytique de Paris*), die traditionelle französische psychoanalytische Gesellschaft, gegründet von Marie Bonaparte 1929.

WPV – Wiener Psychoanalytische Vereinigung, gegründet 1908 als erste Vereinigung von Psychoanalytikern. Sie war gleichsam die Heimat von Sigmund Freud. 1938 unter dem Druck der Nationalsozialisten aufgelöst und 1946 wieder gegründet.

Literaturempfehlungen

Eagle MN (1994) Neuere Entwicklungen in der Psychoanalyse: Eine kritische Würdigung. Verlag Internationale Psychoanalyse, Stuttgart

Eicke D (1977) Tiefenpsychologie. Die Nachfolger Freuds. Kindlers „Psychologie des 20. Jahrhunderts", Bd. 3. Beltz, Weinheim und Basel

Kutter P (1988) Moderne Psychoanalyse. Verlag Internationale Psychoanalyse, München

Mertens W (2004) Psychoanalyse. Geschichte und Methoden. C. H. Beck, München

Rattner J (1990) Klassiker der Tiefenpsychologie. Psychologie Verlags Union, München und Weinheim (2. Aufl.: „Klassiker der Psychoanalyse")

Wyss D (1961) Die tiefenpsychologischen Schulen. Vandenhoeck und Ruprecht, Göttingen

Zaretsky E (2006) Freuds Jahrhundert. Die Geschichte der Psychoanalyse. Zsolnay Verlag, Wien

Bildnachweis

Abb. 6 © Imagno/Sigmund Freud Privatstiftung
Abb. 7 © dpa
Abb. 8 © Stephanie S. K. Marbach
Abb. 9 © Artur Ingo Majewski
Abb. 12 © Succession Picasso/VG Bild-Kunst, Bonn 2008
Abb. 13 © VG Bild-Kunst, Bonn 2008
Tab. 4 The Washington School of Psychiatry, Washington, DC
Tab. 5 Erich Fromm-Archiv, Tübingen
Tab. 9 Sigmund Freud Privatstiftung, Wien

Tab. 11 aus: Gifford S et al. (2005) Edward Bibring fotografiert die Psychoanalytiker seiner Zeit. Gießen: Psychosozial-Verlag.
Tab. 12 Wellcome Library, London
Tab. 17 © Francesca Bion
Tab. 18 Die Deutsche Balint-Gesellschaft e. V.
Tab. 23 © Francois Leclaire/Sygma/Corbis
Tab. 25 © Digne M. Marcovicz
Tab. 26 © Wissen Media Verlag GmbH, Gütersloh

Stichwortverzeichnis

T

U

V

W

Personenverzeichnis